D1924344

DR. MED. DELIA GRASBERGER

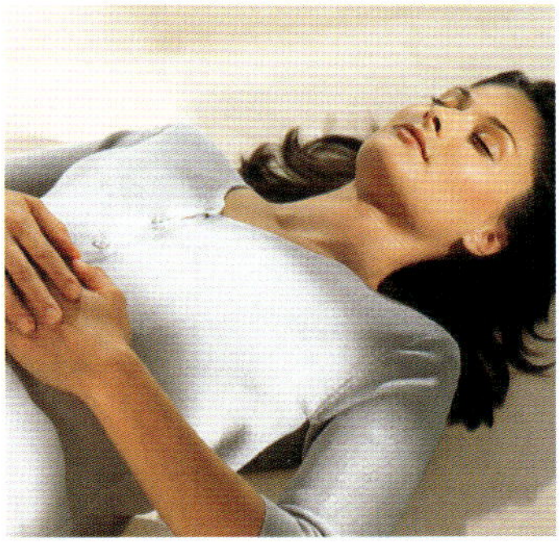

Autogenes Training

INHALT

Die Grundlagen des Autogenen Trainings

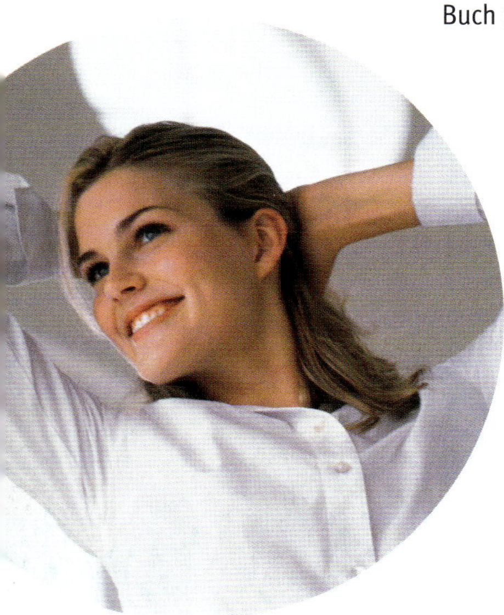

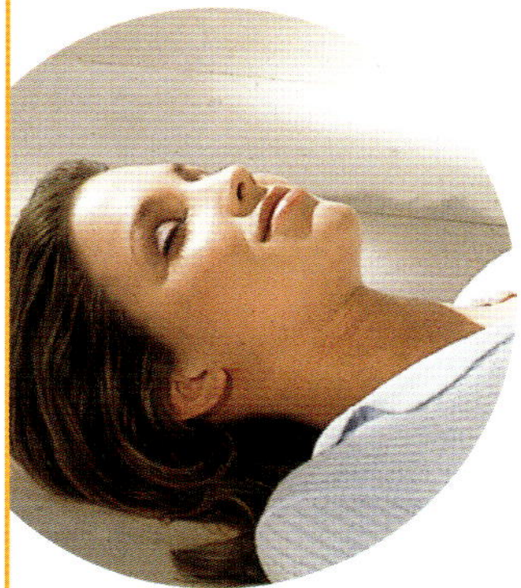

Das Sieben-Wochen-Programm

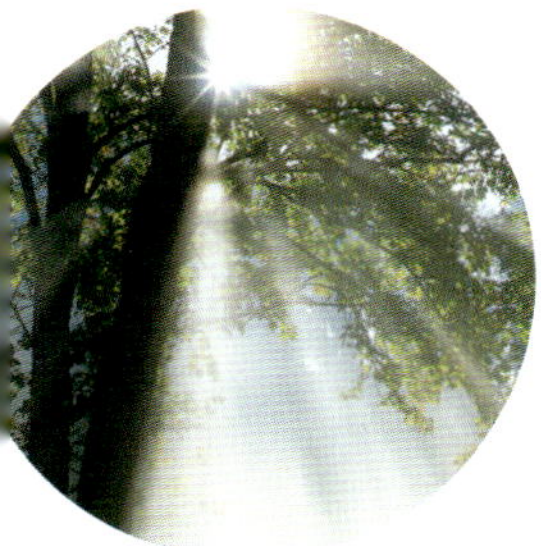

Beschwerdefrei in kurzer Zeit

Übungen für Kraft und Erfolg

Zum Nachschlagen

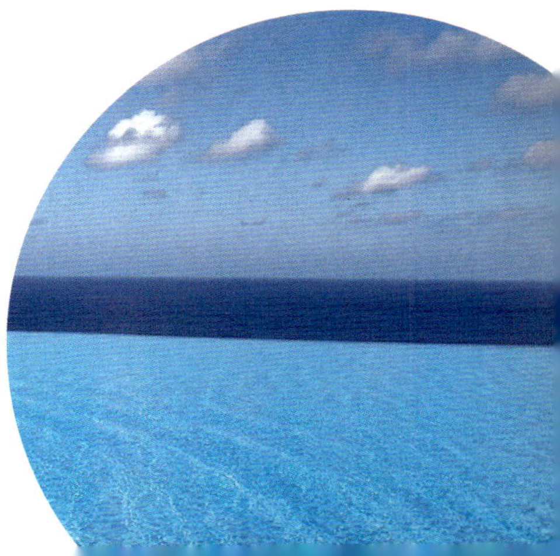

Die Macht des Unbewussten kreativ nutzen

Zu Beginn meiner Karriere als Ärztin für Psychiatrie versuchte ich voller Enthusiasmus, das äußere Leben meiner Patienten zu ordnen, weil ich davon ausging, dass sie danach wieder allein zurechtkämen. Enttäuscht musste ich beobachten, dass sie meist sehr schnell in ihre alten Strukturen zurückfielen. Ich begriff, welche Macht vom Unbewussten ausgeht, und konzentrierte mich fortan in meiner Arbeit darauf, dieses anzusprechen. Diesmal war ich angenehm überrascht, wie sich die veränderten inneren Einstellungen positiv auf das Leben vieler Patienten auswirkten. Insbesondere das Autogene Training eröffnete hier einen ganz neuen, effektiven Zugang.

Mithilfe dieses Buches können auch Sie sich die Macht des Unbewussten zunutze machen. Dabei habe ich mich bemüht, diese altbewährte Methode kreativ auf die heutige Zeit zu übertragen – damit Sie auf spielerische Weise Stress abbauen, körperliche Beschwerden lindern und Ihre Leistungsfähigkeit steigern können. Ich wünsche Ihnen viel Erfolg beim Üben!

Dr. med. Delia Grasberger

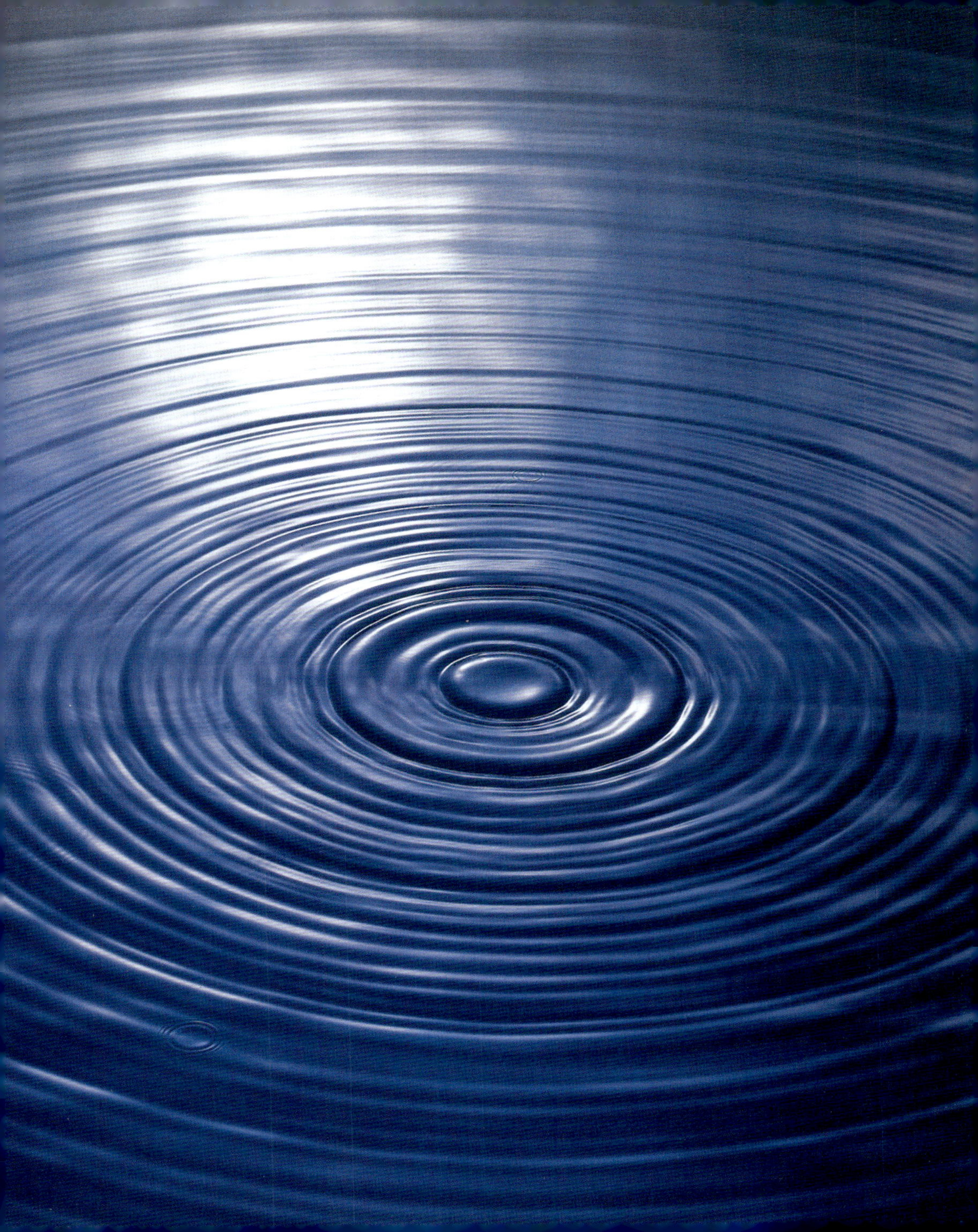

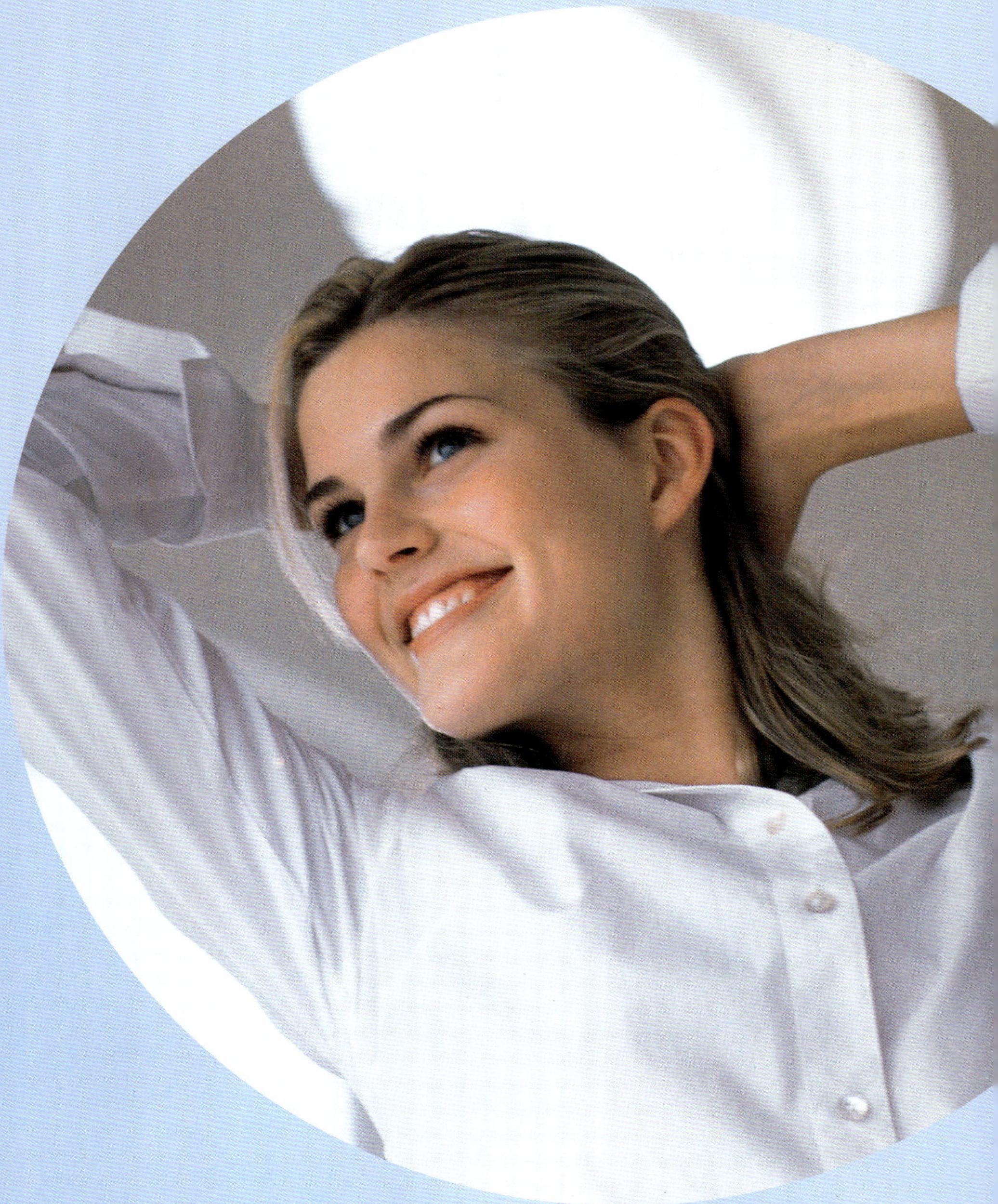

DIE GRUNDLAGEN DES AUTOGENEN TRAININGS

Das Autogene Training ist hierzulande der Klassiker unter den Entspannungsmethoden. Einfach zu erlernen und vielfältig anzuwenden, ist es für so gut wie jeden Menschen geeignet. Wenn Sie es erst einmal beherrschen, können Sie es für fast alles nutzen, was Sie in Ihrem Leben verändern möchten: kleine und größere körperliche Beschwerden lindern, Stress auflösen, Ihre Kreativität fördern, Ziele erfolgreich realisieren. Und vieles andere mehr! Alles, was Sie dazu brauchen, lernen Sie in diesem Buch.

Yoga des Westens

Das Autogene Training kann Ihr Leben auf vielfältige Weise erleichtern. Es hilft Ihnen, körperliche Beschwerden zu lindern, Stress zu reduzieren oder Ihre Lebensziele zu verwirklichen.

Sie wünschen sich, glücklich, gesund, stressfrei und erfolgreich zu sein? Dann gibt es eine gute Nachricht für Sie: Mittels Autogenen Trainings können Sie diesem Ideal ein gutes Stück näher kommen. Generationen von Menschen haben es vorgemacht, seit das »Yoga des Westens« Anfang des vorigen Jahrhunderts seinen Siegeszug als die anerkannte Entspannungsmethode unserer Zeit gehalten hat.
Bis heute wird es von einer breiten Gruppe von Medizinern und Therapeuten gelehrt und empfohlen, nicht zuletzt um die Folgen des so weit verbreiteten negativen Stresses zu lindern. Doch im Prinzip sind den Anwendungsmöglichkeiten des Autogenen Trainings keine Grenzen gesetzt. Je nachdem, welchen Übungsgrad Sie erreicht haben, können Sie es einsetzen, um damit blitzschnell Energie und Kraft zu tanken, um massiven inneren Stress auszugleichen, körperliche Beschwerden zu lindern, Ängste abzubauen, Depressionen aufzuhellen oder Schlafstörungen zu beheben. Mit zunehmender Erfahrung können Sie das Autogene Training auch zur Stärkung Ihrer Persönlichkeit einsetzen, indem Sie sich auf gewünschte Verhaltensweisen hin »programmieren«, um damit Ihre Leistungsfähigkeit zu steigern, Ihre Kreativität zu wecken, sich besser zu konzentrieren oder Ziele erfolgreich zu verwirklichen.

So funktioniert das Autogene Training

Beim Autogenen Training geht es zuerst einmal darum, eine einfache Form der Selbsthypnose zu erlernen, in der Sie sich dann sozusagen selbst einen Auftrag erteilen.
Alle Übungen bauen gezielt aufeinander auf, indem sie ein immer tieferes selbsthypnotisches Stadium herstellen. Sie haben aber auch einzeln ihren Wert, wie in Kapitel 2 erläutert wird.

Die Grundübungen

Sie beginnen mit den so genannten Grundübungen, bei denen Sie lernen, einen Zustand der Ruhe, Schwere und

Wärme herzustellen. Mit der Ruhe beginnt die Entspannung; Schwere und Wärme führen bereits in einen leichten Trancezustand, der dem des Einschlafens ähnelt. Der Körper wird langsam schwer, die Muskulatur lockert sich; gleichzeitig lösen sich Verspannungen. Die Wärme sorgt für eine verstärkte Durchblutung des gesamten Körpers, wodurch gleichzeitig leichtere Beschwerden oder Probleme gelindert werden können.

Die Rücknahme

Ähnlich wie nach einer Hypnose die hypnotisierte Person wieder aufgeweckt werden muss, ist es nach der Selbsthypnose des Autogenen Trainings notwendig, die so genannte Rücknahme durchzuführen – um aus der tiefen Entspannung in den normalen Wachzustand zurückzukehren. Dies geschieht, indem man schrittweise die tiefe Entspannungsreaktion des Körpers wieder »zurücknimmt«.

Die Organübungen

Nach den Grundübungen folgen die Organübungen: die Atemübung für alle Atmungsorgane, die Puls- und Herzübung, die Bauchraum- und schließlich die Kopfübung. Schon durch die Atemübung gelangt man in eine noch tiefere Versenkung, die folgenden Organübungen führen dann sozusagen auf eine kleine Reise durch den gesamten Organismus. So können die Organe gezielt gesteuert und im Bedarfsfall Beschwerden, wie beispielsweise Kopfschmerzen oder Magen-Darm-Probleme, gelindert oder sogar behoben werden.

Die Vorsatzformeln

Im tiefen Entspannungszustand des Autogenen Trainings ist man in der Lage, direkt mit seinem Unbewussten zu kommunizieren. Mittels so genannter Vorsatzformeln (Prof. Schultz nannte sie »formelhafte Vorsatzbildungen«) kann man sich selbst hypnotische Aufträge erteilen, die vom Unbewussten direkt umgesetzt werden. Diese »Aufträge« reichen von der ganz einfachen Formel »Ich bin ruhig«, die jede Grundübung einleitet, bis hin zu komplexeren Inhalten wie »Ich trete morgen in dem Gespräch mit meinem Partner gelassen, aber bestimmt auf«. Zahlreiche weitere Beispiele für Vorsatzformeln fin-

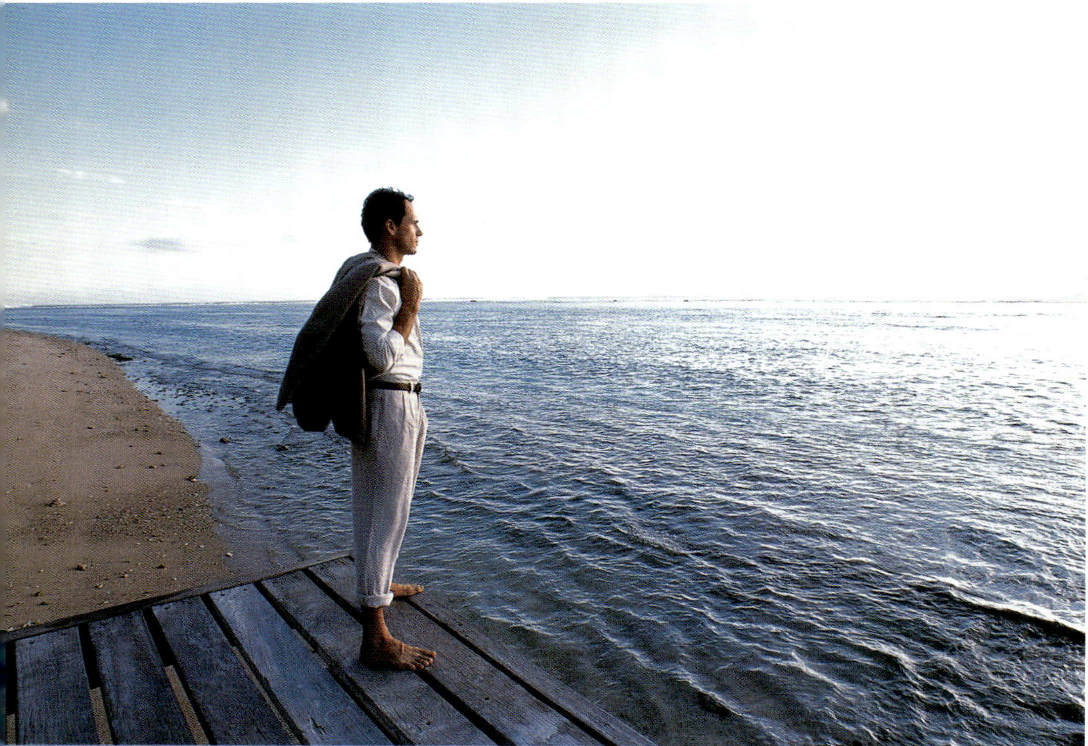

Mit inneren Bildern gelangen Botschaften besonders leicht ins Unterbewusstsein.

den Sie in den Kapiteln 3 (»Beschwerdefrei in kurzer Zeit«) und 4 (»Übungen für Kraft und Erfolg«).

Visualisieren

Das Unterbewusstsein arbeitet viel mehr mit Bildern als mit Worten, wie wir wissen, teilt es sich beispielsweise in Träumen mit. Umgekehrt ist es auch durch Bilder stärker ansprechbar. Beim Visualisieren werden deshalb im Entspannungszustand des Autogenen Trainings innere bildhafte Vorstellungen bewusst eingesetzt, um sich beispielsweise auf etwas Gewünschtes hin zu programmieren. Das kann das Idealgewicht sein, ebenso wie ein erwünschtes Verhalten, das man entwickeln beziehungsweise stärken möchte. Etwa: »Ich trete selbstbewusst und natürlich auf.«

Autogenes Training – ein Kind der Hypnose

Das Autogene Training ist aus der Hypnose entstanden, einer Methode, mit der Menschen gezielt beeinflusst werden können.

Die Beeinflussung des Unbewussten ist keine Erfindung der Neuzeit. Bereits von jungsteinzeitlichen Heilern weiß man, dass sie Trance- und Ekstasetechniken einsetzten, um beispielsweise Krankheiten zu heilen. Und eine genaue Anleitung zur Selbsthypnose findet sich bereits im Demotisch-Magischen Papyros. Wenngleich der Begriff Hypnose erst viel später geprägt wurde: nämlich von dem englischen Augenarzt James Braid, der um das Jahr 1843 die Möglichkeit aufgriff, Menschen durch Suggestionen gezielt zu beeinflussen.

Um 1880 begann dann ein französischer Apotheker, Emile Coué, sich mit Hypnose zu beschäftigen. Viele Patienten suchten ihn deshalb auf, aber er betonte immer wieder, dass er Rat Suchende lediglich unterstütze, sich selbst zu heilen. Er hatte Aufsehen erregende Heilerfolge – teils bei Schwerkranken, denen niemand hatte helfen können. So fand seine Methode mit großem Erfolg Verbereitung.

Prof. J. H. Schultz – Vater des Autogenen Trainings

Der Begründer des Autogenen Trainings war der Hausarzt und spätere Nervenarzt Professor Johannes Heinrich Schultz (1884–1970). Er beschäftigte sich zunächst ausführlich mit der Hypnose und setzte sie in seinem Hypnose-Institut in Breslau erfolgreich zur Heilung ein. Dabei studierte er genau die Abläufe, die sich während der Hypnose-Sitzung im Körper der Patienten abspielten. Übereinstimmend bekam er von ihnen die Rückmeldung, dass ihr Körper sich in der Hypnose schwerer anfühlte und von einer angenehmen Wärme durchströmt wurde. Schultz schlussfolgerte, dass die Schwere mit Muskelentspannung und die Wärme mit einer Erweiterung der Blutgefäße und damit einer guten Durchblutung gleichzusetzen sei. Er fand heraus, dass sich der Patient mit entsprechender Übung auch selbst in diesen Zustand der tiefen, tranceartigen Entspannung versetzen konnte, um sich selbst zu heilen: Schultz entwickelte seine Methode des autogenen, das heißt »selbsttätigen« Trainings.

Auswirkungen auf Körper und Seele

Der vielleicht wichtigste Effekt des Autogenen Trainings – regelmäßiges Üben vorausgesetzt – ist, dass es uns physisch wie psychisch ins Gleichgewicht bringt. Das wiederum führt dazu, dass wir mit äußeren Belastungen gelassener umgehen können. Denn es hängt von unserer Einstellung ab, inwieweit wir äußeren zu innerem Stress werden lassen. Der gleiche Stressfaktor kann den einen in die höchste Alarmbereitschaft versetzen, während sich beim anderen nicht einmal der Puls verändert. Letzteren würden wir wohl einen »ausgeglichenen« Menschen nennen. Vielleicht gehört er zu den vielen Menschen, die das Autogene Training praktizieren?

Das autonome Nervensystem beeinflussen

Im Körper gibt es ein selbstständiges, »autonom« genanntes Nervensystem, das normalerweise unabhängig von unserem Bewusstsein und unserem Willen arbeitet und unter anderem die Tätigkeit sämtlicher Organe reguliert. Es unterteilt sich in zwei Regelkreise: einerseits in ein parasympathisches Nervengeflecht, das für die Erholung und Regeneration des Körpers zuständig ist, und andererseits in ein sympathisches Nervengeflecht, das den Körper beispielsweise in Stress- und Gefahrensituationen in erhöhte Leistungsbereitschaft versetzt. Dann werden vermehrt die Hormone Adrenalin und Noradrenalin ausgeschüttet, die dafür sorgen, dass Konzentration und Aufmerksamkeit gesteigert, die Muskeln angespannt, der Herzschlag erhöht, Hunger und Durst vorübergehend ausgeschaltet sowie Harn und Stuhlgang zurückgehalten werden.
Steht der Körper jedoch ständig unter Stress und die Erholungsphasen fehlen, so wird das Immunsystem geschwächt – und der Körper krank. Wird das sympathische Nervengeflecht ständig gefordert, verlernt der Körper überdies, das parasympathische Nervensystem zu benutzen. Ständige Erschöpfung, Angst, Depression und Verspannungen, die mit Schmerzen einhergehen, können die unangenehme Folge sein.
Mithilfe des Autogenen Trainings lernen Sie, Einfluss auf Sympathikus und Parasympathikus zu nehmen, die

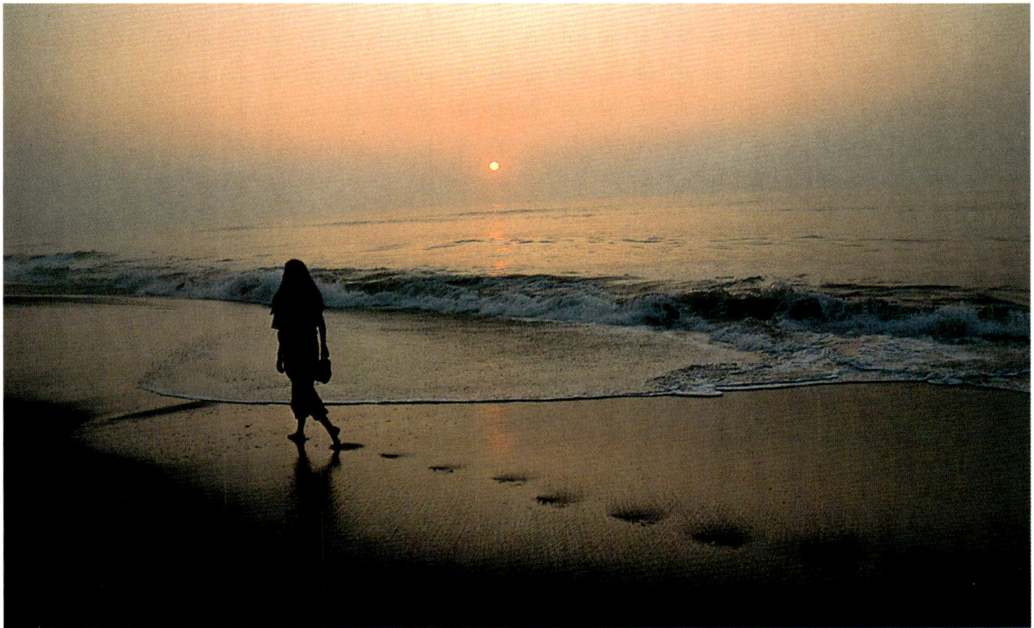

auch in enger Beziehung zum Immunsystem stehen. Mit der Zeit können Sie dann Anspannung und Entspannung immer besser selbst steuern. Gleichzeitig lernen Sie einzelne Körperfunktionen zu regulieren, beispielsweise den Herzschlag, die Atmung, die Magen-Darm-Tätigkeit oder die Durchblutung der Muskulatur und der Haut und damit Ihren gesamten Wärmehaushalt. Natürlich ist eine solche Fähigkeit beispielsweise bei der Linderung von Krankheiten äußerst hilfreich, wie Sie in Kapitel 3 sehen werden.

So reagiert die Seele auf das Autogene Training

Mithilfe des Autogenen Trainings versetzen Sie sich in einen tranceähnlichen Zustand und stellen einen direkten Kontakt mit Ihrem Unbewussten her. Dadurch sind Sie zu einer Selbstbeeinflussung viel mehr in der Lage als im normalen Wachzustand. Ihnen stehen außerdem mehr Kraft und Energie zur Verfügung, und Sie können ein größeres Potenzial Ihres Gehirns nutzen. Normalerweise nutzen wir nur zehn Prozent unserer

Die Seele baumeln lassen – mit Autogenem Training können Sie das, wann immer Sie wollen.

Gehirnleistung, doch wenn wir mit dem Unbewussten arbeiten, können wir auch aus den restlichen neunzig Prozent schöpfen.
Wie das sein kann? In Trance wird die rechte mit der linken Gehirnhälfte und damit das bewusste Denken mit dem unbewussten Wissen der Intuition verknüpft. Wir erhalten dadurch einen direkten Zugang zu unserer Kreativität sowie zu den verschiedensten »verborgenen« beziehungsweise brachliegenden Fähigkeiten. Gleichzeitig können wir uns körperlich wie geistig schneller regenerieren, als dies üblicherweise der Fall ist.

Wem nutzt das Autogene Training?

Prof. Schultz war der Ansicht, dass prinzipiell jeder das Autogene Training bereits ab dem vierten Lebensjahr erlernen kann, und wünschte sogar, dass es an den Schulen gelehrt würde. Denn die Methode ist einfach, praktisch und vielseitig einsetzbar: egal ob Sie durch die Wüste wandern und sich Kühle suggerieren, ob Sie eine Rede halten müssen und gelassen bleiben oder in jeder Situation ruhig und positiv reagieren wollen.

Die beste Übungszeit

Falls Sie das Autogene Training zum besseren Einschlafen nutzen möchten, beginnen Sie damit am besten abends im Bett. Für alle anderen Übungen hat es sich bewährt, morgens nach dem Aufwachen und in der Mittagspause zu üben. Sobald Sie das Autogene Training sicher beherrschen, können Sie die Übungen überall anwenden, wo Sie für zwei bis drei Minuten »abschalten« können, um sich zwischendurch kurz und effektiv zu erfrischen und zu entspannen.
Nur am Steuer dürfen Sie natürlich keinesfalls üben, weil Sie in der tiefen Entspannung kaum mehr auf die äußeren Umstände achten können.

Wie oft üben?

Um mithilfe des Autogenen Trainings wirksam Ihr Leben zu verändern, brauchen Sie etwa drei bis vier Wochen. Jede Botschaft, die Sie einen Monat lang täglich mehrfach hören oder sich selbst vorsagen, verankert sich fest in Ihrem Gehirn.
Ansonsten gilt: Je regelmäßiger Sie üben, desto eher werden Sie die positiven Auswirkungen auf Körper, Geist

und Seele an sich spüren – und in umso kürzerer Zeit die gewünschten Erfolge erzielen.

Was erwartet Sie in diesem Buch mit CD?

Den wichtigsten Teil dieses Buches bildet das folgende Kapitel, das Sie in einem Sieben-Wochen-Programm an die Methode des Autogenen Trainings heranführt. Dort erwerben Sie zunächst das grundlegende Handwerkszeug: die Grund- und Organübungen. Gegen Ende der sieben Wochen werden Sie zusätzlich lernen, individuelle Autosuggestionen (Vorsatzformeln) zu erstellen und zu visualisieren.
Diese beiden Fähigkeiten sind wichtig für die Benutzung des dritten und vierten Kapitels. Denn dort können Sie je nach Bedürfnis das Autogene Training anwenden, um verschiedene körperliche Beschwerden gezielt zu lindern oder um Ihre Kreativität zu wecken, Ihr Selbstbewusstsein zu stärken und vieles andere mehr.

Warum eine CD?

Gerade wenn Sie noch wenig Erfahrung mit dem Autogenen Training haben, ist es sinnvoll, zunächst einmal die erste Übung der CD auszuprobieren, um zu erfahren, wie sich ein tiefer Entspannungszustand für Sie anfühlt. Denn natürlich ist es leichter, sich zu entspannen, wenn Sie zwischendurch nicht nachlesen oder -denken müssen, was denn als Nächstes zu tun ist. Außerdem schweifen Ihre Gedanken beim Zuhören nicht so leicht ab.
Diese erste Übung auf der CD ist eine der Grundübungen, die den Körper auf Schwere und Wärme umstellt. Die so herbeigeführte tiefe Entspannung eignet sich hervorragend dazu, Stress abzubauen, körperliche Anspannung loszulassen und innere Ruhe zu finden.
Weitere Übungen auf der CD dienen der Steigerung der Konzentration, der Stärkung des Selbstvertrauens und dem besseren Einschlafen.
Seien Sie sich jedoch beim Üben mit der CD darüber im Klaren, dass Sie jede von jemand anderem vorgesprochene Formel in Ihre eigene Sprache und Vorstellungswelt übertragen müssen – sonst kommt es nicht zur Selbsthypnose, sondern zur Fremdsuggestion. Daher ist es wichtig, nicht nur die CD zu benutzen, sondern auch allein zu üben – eben autogen!

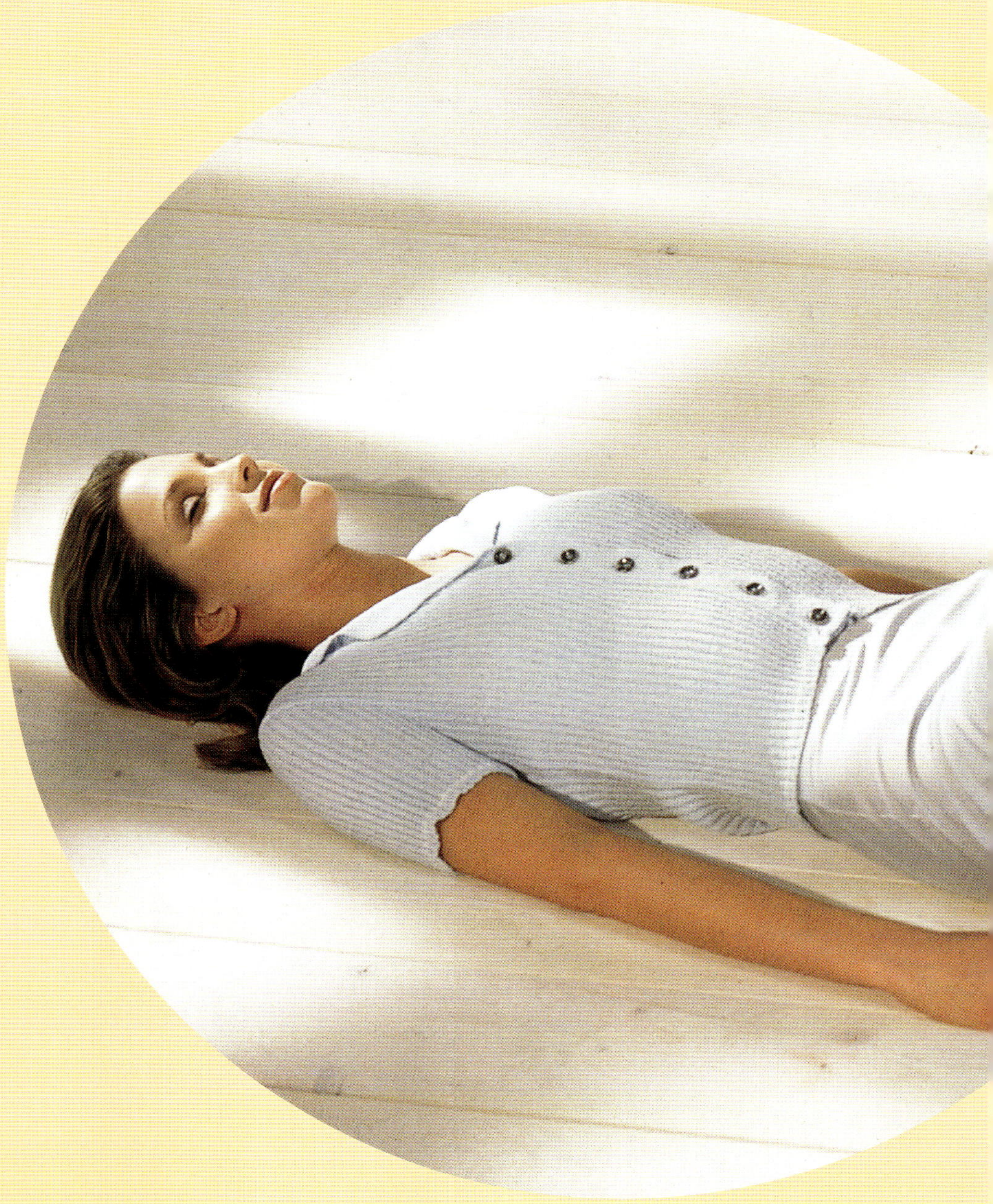

DAS SIEBEN-WOCHEN-PROGRAMM

Um das Autogene Training effektiv einsetzen zu können, brauchen Sie eine solide Grundlage. Sie besteht aus den Grund- und Organübungen, die Sie sich in nur fünf Wochen aneignen können. Nehmen Sie sich täglich dreimal zehn Minuten Zeit, und Sie werden im Handumdrehen von dieser einfachen, aber äußerst wirksamen Entspannungsmethode profitieren. In den letzten zwei Wochen des Programms lernen Sie zusätzlich, Autosuggestionen zu erstellen und zu visualisieren – beides nützliche Werkzeuge, um Ihre Wünsche und Ziele erfolgreich zu verwirklichen.

49 Tage, die Ihr Leben verändern

Dieses Kapitel möchte Sie Schritt für Schritt mit der Praxis des Autogenen Trainings vertraut machen. Um alle Übungen zu erlernen, benötigen Sie insgesamt sieben Wochen. Dabei werden Sie mit jeder Übung ein wertvolles neues Werkzeug hinzugewinnen, mit dem Sie Ihr Leben wirksam verbessern können.

Das Sieben-Wochen-Programm beginnt mit einer ersten »Probestunde«, in der Sie vermutlich bereits ein gutes Gefühl für die Methode des Autogenen Trainings und gleichzeitig ein sensibleres Gespür für Ihren Körper entwickeln werden. Danach sollten Sie sich an einem Tag dreimal 15 Minuten Zeit fürs Üben nehmen. Bereits ab dem zweiten Übungstag reichen dann schon etwa dreimal zehn Minuten aus. Und bis zum letzten Tag des siebenwöchigen Zyklus werden Sie immer weniger Zeit für das Autogene Training benötigen, da Sie zum einen immer geübter werden und zum anderen bald nur noch die Kurzformeln anwenden.

Das Sieben-Wochen-Programm im Überblick

1. Stunde	Die vereinfachte Schwere-Wärme-Übung (Seite 23) Rücknahme (Seite 25)
1. Tag	Den »inneren Blick« für Ihren Körper schärfen (Seite 26) Vertiefung der Schwere-Wärme-Übung (Seite 27) Die Ruhetönung (Seite 28)
2.–7. Tag	Kurzformen der Schwere-Wärme-Übungen (Seite 30)
8.–14. Tag	Atemübung (Seite 32)
15.–21. Tag	Herz-/Pulsübung (Seite 34–35)
22.–28. Tag	Bauchraumübung (Seite 36)
29.–35. Tag	Stirn-/Kopfübung (Seite 37)
36.–42. Tag	Selbstsuggestionen (Seite 38)
43.–49. Tag	Visualisieren (Seite 40)

Das Ziel der Übung

Hauptziel der ersten Übungen ist es, dass Sie lernen, schnell einen tiefen, hypnoseähnlichen Entspannungszustand herzustellen. Ab der zweiten Übungswoche lernen Sie dann, Ihre inneren Organe zu beeinflussen, um damit Krankheiten zu lindern und zu heilen, sowie ein immer tiefer gehendes allgemeines Wohlbefinden herzustellen. Bis zur fünften Woche einschließlich absolvieren Sie die so genannten Grundübungen des Autogenen Trainings. Danach lernen Sie zusätzlich, mithilfe von inneren Leitsätzen und Visualisierungsübungen Ihr Leben insgesamt zu verändern, Konzentration und Gedächtnis zu verbessern, Ihren Charakter zu entwickeln und Erfolg zu planen und umzusetzen.

Die positive Grundeinstellung

Wichtig für den Erfolg ist eine positive Einstellung gegenüber dem Autogenen Training. Dazu eine kleine Übung:

➤ Erinnern Sie sich an eine Gelegenheit, bei der Sie sich wunderbar entspannt gefühlt haben. Das kann ein Urlaub am Meer gewesen sein, ein gemütlicher Sonntagmorgen mit Ihrem Partner im Bett oder ein Spaziergang im Park.

➤ Rufen Sie sich dazu alle Einzelheiten ins Gedächtnis: Stellen Sie sich vor, wie die Umgebung auf Sie wirkte, wie die Gerüche Sie bezauberten, wie Sie satt und zufrieden waren, vollkommen ungestört von äußeren Einflüssen.

➤ Wenn Sie sich jetzt so richtig wohl fühlen, dann nehmen Sie sich vor, dass Ihnen das Autogene Training dabei helfen wird, sich genauso zu fühlen wie damals – und das, sooft Sie es wünschen.

TIPP

➤ Das Allerwichtigste beim Üben ist die Regelmäßigkeit. Je öfter und regelmäßiger Sie üben, desto schneller werden sich die ersten – und dann auch dauerhafte Erfolge einstellen.

Die Körperhaltung beim Autogenen Training

Sehr wichtig für erfolgreiches Üben ist die Körperhaltung. Dabei ist es egal, für welche der folgenden Haltungen Sie sich entscheiden, nur bequem sollte sie sein – auch über einen längeren Zeitraum hinweg. Wählen Sie zwischen der Kutscherhaltung, »Großvaters Lehnstuhl« und der Liegeposition.

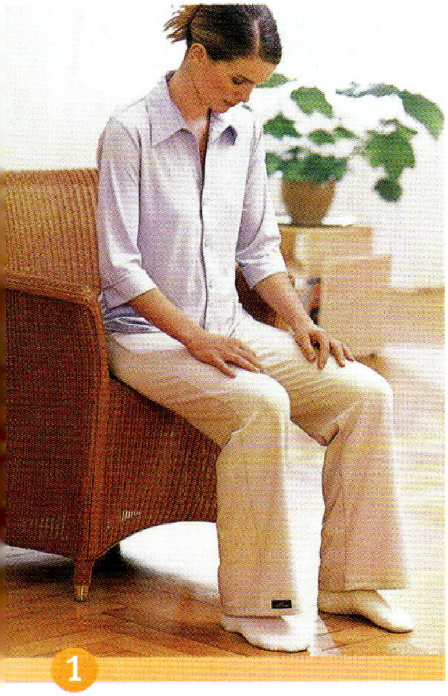
1

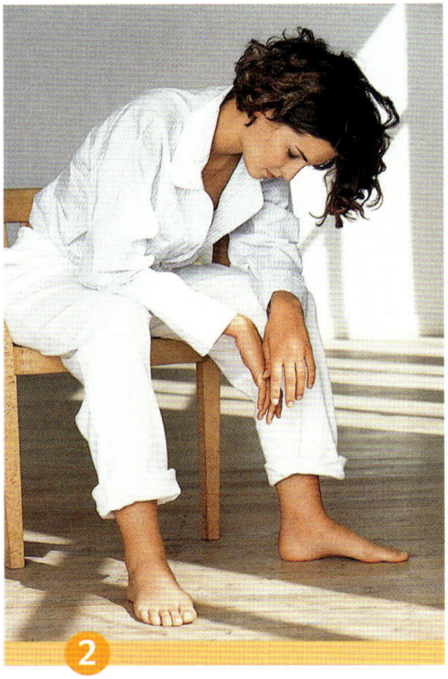
2

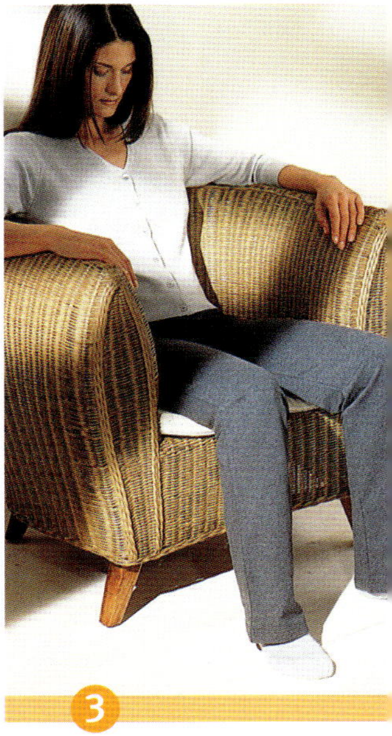
3

TIPP

➤ Am Anfang kann es hilfreich sein, das Autogene Training zu üben, wenn Sie schon etwas müde sind. So gelangen Sie noch leichter in den gewünschten Entspannungszustand.

Die Kutscherhaltung nach J. H. Schultz

Der Name dieser Haltung rührt daher, dass J. H. Schultz für seine Übungen die Entspannungshaltung der Berliner Pferdekutscher übernahm, die auf dem Kutschbock (der ja keine Lehne hat) ein Nickerchen machten. Die Droschkenkutscherhaltung ist besonders leicht und unkompliziert. Sie brauchen dafür nur einen einfachen Hocker, Stuhl oder eine Bank, weshalb Sie sie nahezu überall praktizieren können. Wenn Sie es richtig machen, müssen Sie in dieser Haltung keinen einzigen Muskel anspannen.

➤ Setzen Sie sich locker auf den vorderen Teil der Sitzfläche, Schultern und Kopf leicht nach vorn gebeugt.

➤ Lassen Sie die Hände entspannt auf den Oberschenkeln der leicht geöffneten Beine ruhen. 1 Oder neigen Sie den gesamten Oberkörper nach vorn, und stützen Sie das Gewicht mit den Ellbogen ab. Die Hände hängen dabei nach innen herunter; die Füße stehen fest auf dem Boden. 2

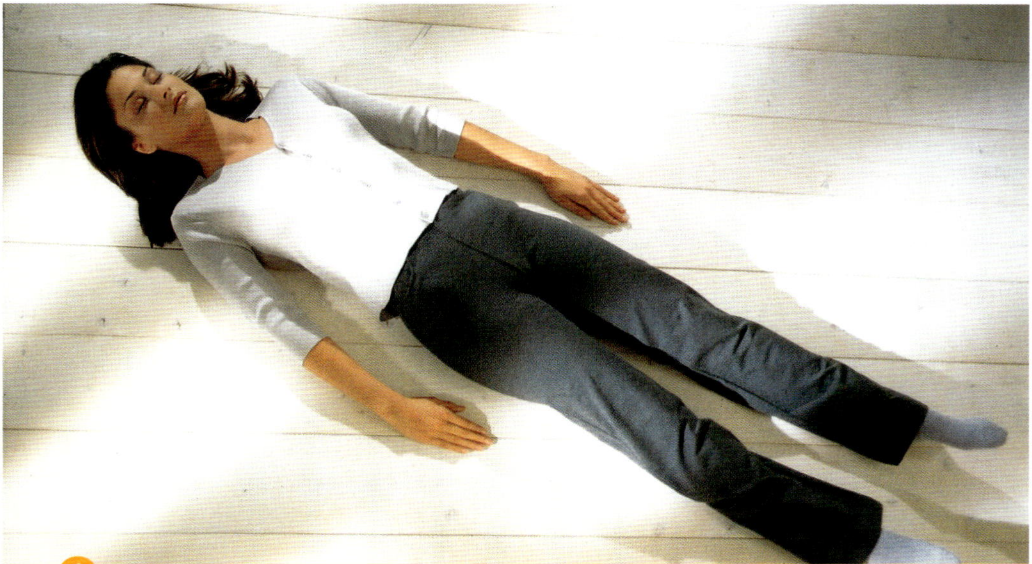

4

Großvaters Lehnstuhl

Diese Sitzhaltung ist besonders bei Wirbelsäulenbeschwerden zu empfehlen. Sie brauchen dafür »Großvaters Lehnstuhl« oder einen bequemen, aber nicht zu weichen Sessel.

- Lehnen Sie sich gemütlich im Lehnstuhl oder Sessel zurück.
- Die Beine weisen gerade nach vorn; beide Füße stehen fest auf dem Boden. 3

Die Liegeposition

Am bequemsten und natürlichsten ist das Üben im Liegen auf einer weichen Unterlage.

- Legen Sie die Arme entspannt neben dem Körper ab; halten Sie die Beine leicht gespreizt; die Fußspitzen zeigen dabei etwas nach außen. 4
- Einengende Kleidung sollten Sie lösen.

Die erste Stunde: Einstieg

Zuerst einmal werden Sie lernen, kleine Veränderungen herbeizuführen und wahrzunehmen, um die Erfolge dann immer weiter auszubauen. Planen Sie für Ihre ersten Gehversuche etwa eine Stunde ein. Es ist zwar möglich, dass Sie schneller mit dem Üben fertig sind, unnötigen Zeitdruck sollten Sie jedoch vermeiden.

Special: Eigene Kassetten erstellen

Es kann sehr hilfreich sein, eigene Kassetten zum Autogenen Training zu erstellen. Sie können sie sich dann anhören, wenn Sie beispielsweise sehr angespannt sind oder sich einen bestimmten Vorsatz besonders einprägen möchten. Dazu können Sie nach Wunsch eine angenehme Hintergrundmusik auswählen und dann den gewünschten Text aufsprechen.

- Beginnen Sie mit der Ruhetönung, indem Sie dreimal mit leiser, monotoner Stimme wiederholen: »Ich bin ganz ruhig.« Stellen Sie sich dabei auch innerlich auf die Ruhe ein. Lassen Sie dann etwa 30 bis 60 Sekunden Pause.
- Fahren Sie mit dem Satz fort: »Beide Arme sind ganz schwer.« Auch diesen Satz wiederholen Sie dreimal. Wie in den folgenden Kapiteln beschrieben, können Sie nun mit der gesamten Schwereübung der Arme und den folgenden Übungen fortfahren, bis zu der Übung, die Sie im Moment am meisten brauchen – etwa bei Kopfschmerzen bis zur Stirnübung. So kommen Sie auch immer tiefer in einen Entspannungszustand.
- Verstärken Sie dann die Autosuggestion mit der Formel: »Es geht mir mit … jeden Tag besser.« Oder Sie verwenden eine Suggestion aus Kapitel 3 oder 4.
- Beschließen Sie die Übung mit der Rücknahme.

Gedanken verändern unsere Einstellung

Stellen Sie sich einmal vor, auf dem Boden vor Ihnen liegt ein langes, 20 Zentimeter breites Brett. Man fordert Sie auf, darauf zu balancieren. Und Sie werden sicher sagen: »Das ist doch kein Problem!« Würde dieses Brett aber als Steg die Dächer zweier Häuser verbinden, fänden Sie die kleine Übung dann immer noch unproblematisch? Es ist doch das gleiche Brett!

Fazit: Die Alltagserfahrung zeigt uns ein und dieselbe Aufgabe einmal kinderleicht und ein ander-

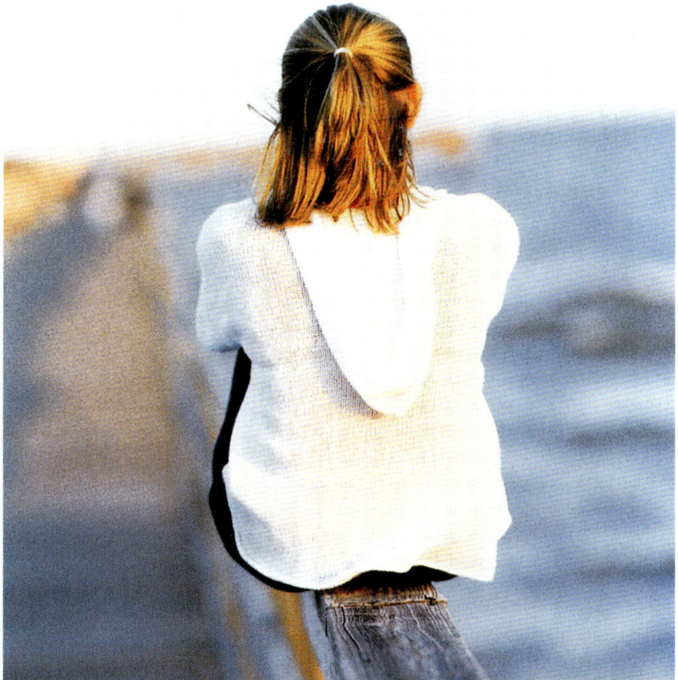

Gelassen bleiben ist alles – schwindelerregende Höhen erscheinen dann plötzlich gar nicht mehr so hoch.

mal unüberwindlich, je nachdem, was wir mit dieser Aufgabe verbinden. Entscheidend ist die innere Einstellung. Manchmal im Alltag stellt man sich das Brett einfach nur in unnötig schwindelerregender Höhe vor – und es scheint unüberwindlich, den eigenen Weg zu gehen.
Mithilfe des Autogenen Trainings werden Sie Ihre Einstellung in einer Weise verändern, die Sie von unnötiger Angst befreit.

TIPP

➤ Die Formulierungen der Formeln in diesem Buch sind jeweils Vorschläge. Sie können Sie jederzeit nach Wunsch und Bedarf abändern. Beachten Sie dazu nur unbedingt die Hinweise auf Seite 39!

Die vereinfachte Schwere-Wärme-Übung

Suchen Sie sich einen ruhigen Platz, an dem Sie für die Zeit des Übens ungestört sind – am besten Ihren Lieblingsplatz. Lassen Sie sich dann bei der folgenden Übung ausreichend Zeit.

TIPP

➤ Sie sind auf der richtigen Fährte, wenn die Bewegung in kleinen Rucken vor sich geht und Sie mit der Zeit das Gefühl dafür verlieren, wo sich Ihre Arme gerade befinden.

➤ Nehmen Sie eine entspannte Haltung ein (siehe Seite 20/21), und schließen Sie mit dem Ausatmen die Augen.

➤ Strecken Sie die Arme waagerecht nach vorne aus; die Handflächen zeigen im Abstand von etwa zwanzig Zentimetern zueinander.

➤ Konzentrieren Sie sich nun auf das Wärmefeld, das zwischen den Handflächen entsteht, und auf die Vorstellung, dass beide Handflächen zueinander gezogen werden, als wären sie magnetisch geladen. Verstärken Sie diese Vorstellung, bis Sie allmählich die Energie zwischen den Handflächen spüren und bemerken, dass sich die Hände langsam aufeinander zubewegen. Lassen Sie sich dabei aber unbedingt ausreichend Zeit.

➤ Wenn sich die Handflächen berühren, lassen Sie die Arme langsam heruntersinken – im Sitzen auf die Oberschenkel und in liegender Haltung neben den Körper.

➤ Jetzt stellen Sie sich vor, wie Ihre Arme schwerer werden, schwer wie Blei. Stellen Sie sich dies so lange vor, bis sich tatsächlich ein angenehmes Gefühl der Schwere einstellt.

➤ Lassen Sie diese Schwere über die Schultern in den Kopf wandert, der daraufhin immer schwerer und angenehm müde wird.

➤ Dann lassen Sie die Schwere sich im gesamten Körper ausbreiten. Der ganze Körper wird langsam schwer, und Sie lassen diesen Zustand auf sich wirken. Genießen Sie ihn!

➤ Ruhen Sie nun fünf bis zehn Minuten lang aus. Folgen Sie dabei Ihrer Atmung, die Sie tiefer und tiefer in die Entspannung führt.

Rücknahme

Die Rücknahme schließt jede Übung des Autogenen Trainings ab. Denn in der tiefen, tranceähnlichen Entspannung können Sie Ihren Alltagsbeschäftigungen kaum wieder nachgehen. Einzige Ausnahme bilden Übungen zum besseren Einschlafen und die so genannte Teilentspannung.

Geben Sie sich für die Rücknahme im Geiste folgende Anweisungen, und nehmen Sie sich nach jeder einzelnen ausreichend Zeit, um sie körperlich umzusetzen. Bald wird die Rücknahme so automatisiert sein, dass Sie insgesamt nur noch eine Minute brauchen.

- Zählen Sie rückwärts von 6 bis 1, und stellen Sie sich vor:
- Bei 6 werden die Beine wieder frei und beweglich, Müdigkeit und Schwere verschwinden.
- Bei 5 wird der Bauch wieder frei, Müdigkeit und Schwere verschwinden.
- Bei 4 wird der Oberkörper wieder frei, Müdigkeit und Schwere verschwinden.
- Bei 3 wird der Kopf wieder frei und frisch, Müdigkeit und Schwere verschwinden.
- Bei 2 werden die Arme wieder frei und beweglich, Müdigkeit und Schwere verschwinden.
- Und bei 1 öffnen Sie die Augen.

Sobald Sie die Rücknahme sicher beherrschen, können Sie die Kurzform verwenden:

- Bei 3 wird der Körper wieder frei und beweglich, Müdigkeit und Schwere verschwinden.
- Bei 2 wird der Kopf wieder frei und frisch.
- Bei 1 öffnen Sie die Augen.

TIPP

- Gewöhnen Sie sich unbedingt an, das Training tagsüber mit der Rücknahme zu beenden. Im Entspannungszustand sind alle Körpervorgänge verlangsamt und reduziert. Ohne die Rücknahme würden Sie Benommenheit und Schweregefühl mit in den Tag hineinnehmen. Mit der Rücknahme bringen Sie sich wieder in einen normalen Aktivitätszustand.

Mögliche Schwierigkeiten überwinden

- Falls sich Nackenschmerzen einstellen, haben Sie die falsche Übungshaltung gewählt. Ein kleines Kissen im Nacken oder eine Nackenrolle können helfen.
- Sollte ein unangenehmes Schweregefühl zurückbleiben, haben Sie die Rücknahme nicht ganz korrekt ausgeführt. Wiederholen Sie sie einfach noch einmal.

1. Tag: Ruhe – Schwere – Wärme

Die erste Übung, die Sie heute lernen, vertieft den Kontakt mit Ihrem Körper, die weiteren ermöglichen es Ihnen, sich gezielt zu erholen. Planen Sie über den Tag verteilt dreimal 15 Minuten ein.

Den »inneren Blick« für Ihren Körper schärfen

TIPP

➤ Sie dürfen durchaus während der Übung kurz an etwas anderes denken, sollten Ihre Gedanken aber immer wieder zurückholen. Ein altes chinesisches Sprichwort sagt: »Die Gedanken fliegen wie Vogelschwärme um dein Haupt. Das kannst du nicht verhindern. Aber du kannst verhindern, dass sie Nester bauen in deinem Haar. Lass die Vögel fliegen!«

Für das Autogene Training ist es wichtig, dass Sie sich daran gewöhnen, Ihren Körper von innen her wahrzunehmen.

➤ Nehmen Sie eine entspannte Körperhaltung ein; schließen Sie mit dem Ausatmen die Augen.

➤ Achten Sie bewusst auf Geräusche, und entwickeln Sie die Einstellung: »Geräusche sind unwichtig«. Lassen Sie dann alle Geräusche in immer weitere Ferne rücken, und wenden Sie sich stattdessen Ihrem Körper zu. Lassen Sie sich dafür einige Minuten Zeit.

➤ Beginnen Sie dann mit Ihrer Aufmerksamkeit im Körper umherzuwandern. Spüren Sie, an welchen Stellen er den Stuhl, den Boden oder sich selbst berührt.

➤ Spüren Sie, wo in Ihrem Körper Schwere sitzt und wo Leichtigkeit. Lassen Sie Ihre Aufmerksamkeit weiterwandern: Spüren Sie in die Finger hinein, in die Füße, in die Zehen. Halten Sie nirgendwo lange inne; und versuchen Sie nicht, etwas zu verändern.

➤ Erspüren Sie nun, wo im Körper Gefühle »sitzen«. Wo sitzt der Ärger, wo erleben Sie Freude usw.? Nehmen Sie einfach nur wahr!

➤ Es folgt die Rücknahme, wie auf Seite 25 beschrieben.

Mögliche Schwierigkeiten überwinden

Vielleicht schweifen Ihre Gedanken beim Üben ab. Das ist anfangs völlig normal. Konzentrieren Sie sich einfach immer wieder erneut auf Ihren Körper, denn Sie brauchen die Sensibilität für die inneren Körpervorgänge für die folgenden Übungen.

Vertiefung der Schwere-Wärme-Übung

Mit der nun folgenden Schwere-Wärme-Übung lösen sich verkrampfte Blutgefäße, und das Blut kann wieder frei strömen. Ihr ganzer Körper fühlt sich dadurch an wie in einen warmen Mantel gehüllt. Damit Ihnen nicht zu warm wird, ist das Wort »angenehm« eingebaut. Die Übung dient gleichzeitig dem Stressabbau.

- Wählen Sie eine bequeme Haltung, und schließen Sie die Augen.
- Spüren Sie in sich hinein, lassen Sie eine wunderbare Ruhe sich in Ihrem Körper ausbreiten, und genießen Sie sie.
- Beginnen Sie mit Ihrer Aufmerksamkeit im Körper umherzuwandern. Fangen Sie bei einem Arm an, und spüren Sie, wie er angenehm schwer wird. Dasselbe Schweregefühl wandert langsam zum anderen Arm, über die Schultern in den Kopf, dann über den Oberkörper in den Bauch und weiter in Beine und Füße.
- Stellen Sie sich nun vor, wie sich langsam in den Armen zu der Schwere ein Gefühl der Wärme einstellt. Auch dieses wandert nun über die Schultern in den Kopf, weiter in Oberkörper und Bauch bis hinunter zu den Füßen. Der gesamte Körper ist nun ganz angenehm schwer und warm.
- Mit jedem Atemzug gleiten Sie tiefer in die Entspannung.
- Stellen Sie sich nun vor, Sie liegen auf einer wunderschönen Wiese. Die Sonne scheint und wärmt Sie, Sie hören die Vögel zwitschern. Ganz in der Nähe ist ein kleiner Teich. Neugierig stehen Sie auf, gehen zum Wasser, tauchen die Hände hinein und spüren das angenehm erwärmte und doch erfrischende Wasser. Sie ziehen sich aus und baden kurz in dem Teich. Danach lassen Sie sich von der Sonne trocknen und ziehen sich wieder an, gehen zurück zu dem alten Platz und legen sich dort wieder hin. Sie fühlen sich erfrischt und ausgeruht.
- Es folgt die Rücknahme, wie auf Seite 25 beschrieben.

TIPP

- Diese Übung arbeitet unter anderem mit bildlicher Vorstellung. Falls Sie zu den Menschen gehören, denen das an dieser Stelle noch schwer fällt, ist das kein Problem. Sie können den Mittelteil beim aktiven Üben einfach auslassen und ihn auf der CD genießen wie ein Hörspiel.

Alle Grundübungen auf der CD Track 2

Mögliche Schwierigkeiten überwinden

- Wenn Sie bei der Übung sehr viel Willensanstrengung aufwenden, kann es anfangs passieren, dass die Arme plötzlich leicht statt schwer werden. Sie können sich behelfen, indem Sie die Formel verwenden: »Meine Arme werden ganz leicht oder ganz schwer.« Dann wird sich ganz von selbst einstellen, was am besten zu Ihnen passt.
- In den Armen kann es zu kribbeln beginnen. Das ist lediglich ein Zeichen dafür, dass die Entspannung zu wirken beginnt.
- Wenn Sie Muskelkater bekommen, haben Sie entweder eine falsche Entspannungshaltung eingenommen, oder Sie haben sich zu sehr willentlich um schwere Arme bemüht und dadurch die Muskulatur angespannt. Lassen Sie einfach los, und stellen Sie sich stattdessen das schwere Gewicht Ihrer Arme vor – sie wiegen in der Regel etwa drei bis vier Kilogramm. Auf diese Weise werden sie ganz von allein schwer.

TIPP

➤ Verwenden Sie bei der Ruheformel immer die Gegenwart: »Ich bin ganz ruhig«, weil bei der Formel: »Ich werde ganz ruhig« Ihr Unbewusstes meint, Sie werden vielleicht irgendwann einmal ganz ruhig – das kann in einer Stunde oder in drei Jahren sein.

Die Ruhetönung

Die letzte Übung für diesen Tag sollten Sie abends durchführen. Mit der Ruhetönung schaffen Sie die Grundlage für spätere Übungen. Nehmen Sie sich ausreichend Zeit dafür, und setzen Sie sich nicht unter Druck – Ruhe kann nicht erzwungen werden.

➤ Setzen oder legen Sie sich entspannt hin, und schließen Sie mit dem Ausatmen die Augen.

➤ Was fällt Ihnen zu dem Begriff Ruhe ein? Erinnern Sie sich an Plätze, an denen Sie sich sehr wohl gefühlt haben, wo sich ein tiefes Empfinden von Ruhe, Harmonie und Schönheit eingestellt hat.

➤ Fällt Ihnen auf Anhieb kein Ort ein, so denken Sie sich einfach einen aus – eine Insel, eine Waldwiese oder ein altes Schloss.

➤ Malen Sie sich aus, wie Sie in Ihrer Phantasie dort sind, lassen Sie die Farben auf sich wirken, die Geräusche und Gerüche.

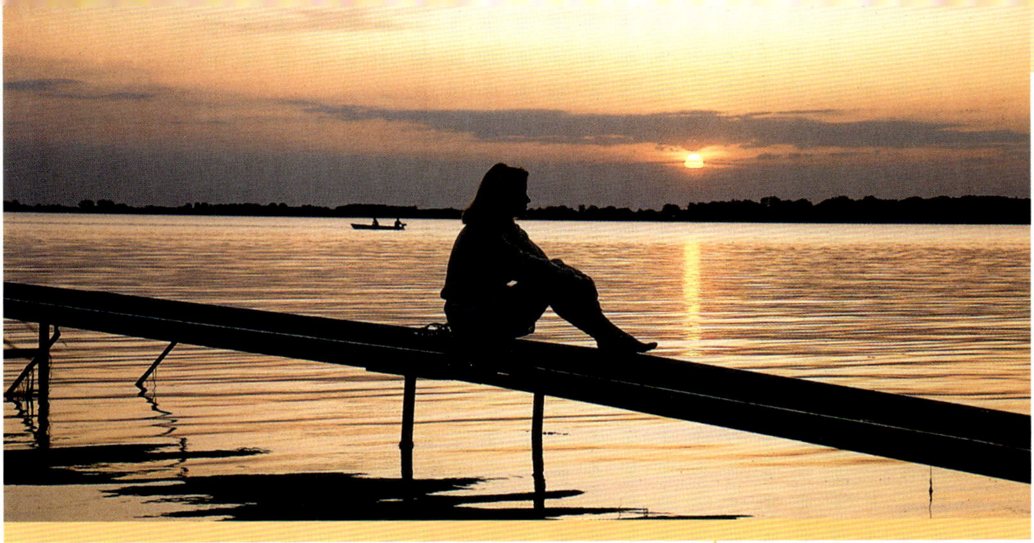

Mit der Ruhe beginnt die Entspannung des Autogenen Trainings.

➤ Wann immer sich andere Gedanken einstellen, beachten Sie sie nicht, sondern lassen Sie sie einfach vorüberziehen.

➤ Konzentrieren Sie sich innerlich auf die Formel:

Ich bin ganz ruhig.

Sagen Sie sie ruhig und geduldig – nicht wie einen Befehl.

➤ Stellen Sie sich vor, Sie liegen in der Sonne am Strand und spüren, wie Ihr Körpergewicht Sie in den warmen, weichen Sand einsinken lässt. Spüren Sie das Gewicht Ihrer Arme und Beine.

➤ Sagen Sie sich immer wieder monoton: »Ich bin ganz ruhig.« Allein durch die Gleichförmigkeit der Wiederholung engen Sie Ihre Aufmerksamkeit ein und werden automatisch ruhiger.

➤ Es erfolgt die Rücknahme, wie auf Seite 25 beschrieben.

Mögliche Schwierigkeiten überwinden

- Vielleicht ist Ihnen nach der Rücknahme ein wenig schwindlig. Das liegt daran, dass aufgrund der Entspannungsreaktionen im Körper der Blutdruck leicht absinkt. Führen Sie die Übung etwas schneller und die Rücknahme energischer durch.
- Falls Sie eingeschlafen sind, können Sie das künftig vermeiden, indem Sie zu Beginn die Vorsatzformel einbauen: »Ich bin ganz wach und führe meine Übung bis zu Ende durch.«

TIPP

➤ Haben Sie schon einmal einen Hypnotiseur beobachtet? So haben Sie sicher bemerkt, dass er immer die gleichen Sätze in leicht abgewandelter Form wiederholt. Einerseits schiebt die Wiederholung überflüssige Gedanken beiseite. Andererseits zwingt sie die Botschaft unweigerlich ins Unbewusste. Das können Sie auch bei sich selbst bewirken.

2. bis 7. Tag: Kurzformen

Um das Autogene Training schnell jederzeit einsetzen zu können, lernen Sie im Folgenden die Kurzform der Schwere-Wärme-Übung. Dazu gehören auch die verkürzten Formeln – und die noch komprimierteren so genannten Kurzformeln. Sie brauchen nun keinen besonderen Platz mehr für die Übungen und werden allmählich auch immer weniger Zeit dafür benötigen. Planen Sie in dieser Woche gute zehn Minuten dreimal täglich ein.

KURZ-FORMEL

Ruhig – schwer – Arme und Hände warm.

Kurzform der Schwere-Wärme-Übung in den Armen

Die Schwere-Wärme-Übung haben Sie bereits ausführlich kennen gelernt und werden Sie nun in der Kurzform, also auch mit verkürzten Vorsatzformeln praktizieren. Wir beginnen zunächst mit den Armen.

- Nehmen Sie eine entspannte Haltung ein, und schließen Sie mit dem Ausatmen die Augen. Stellen Sie sich vor, wie Sie am Strand liegen und von der Sonne gewärmt werden.
- Konzentrieren Sie sich nun auf die folgenden Formeln, die Sie sich vor Ihrem inneren Auge vorstellen – malen Sie sich dabei bildhaft aus, wie Sie entspannt daliegen oder -sitzen:

> Ich bin ganz ruhig.
>
> Beide Arme und Hände sind ganz schwer und angenehm warm. (3-mal)
>
> Ich bin ganz ruhig.

- Führen Sie nun die Rücknahme durch.
- Wenn Sie die Übung beherrschen, verwenden Sie nur noch die nebenstehende nochmals verkürzte Formel.

Mögliche Schwierigkeiten überwinden

- Sich ein Wärmegefühl in Armen und Händen vorzustellen fällt vielen Menschen zuerst einmal schwer, vor allem, wenn sie häufig unter kalten Händen (und Füßen) leiden. Ist das der Fall, wärmen Sie sich vor der Übung auf, oder erwärmen Sie die entsprechenden Körperteile, beispielsweise in warmem Wasser. So wird beim Üben eine unbewusste Verbindung zwischen der Formel und dem warmen Körperteil geschaffen. Nehmen Sie jedes Kribbeln als Erfolg. Wenn Sie Ihre Aufmerksamkeit auf den Erfolg lenken, wird er sich immer mehr verstärken.
- Wenn der Erfolg erst einmal auf sich warten lässt: Haben Sie Geduld, und gehen Sie's einfach etwas langsamer an!

Kurzform der Schwere-Wärme-Übung im gesamten Körper

Nun üben Sie die verkürzte Wärmeübung im ganzen Körper.

- Wählen Sie eine entspannte Haltung; schließen Sie die Augen.
- Stellen Sie sich bildhaft folgende Formeln vor:

> Ich bin ganz ruhig.
>
> Der ganze Körper ist schwer und angenehm warm. (3-mal)
>
> Ich bin ganz ruhig.

- Führen Sie die Rücknahme durch.

Mögliche Schwierigkeiten überwinden

- Wenn Ihnen bei der Übung zu warm wird, haben Sie den Zusatz *angenehm* warm vergessen oder nicht beachtet.
- Wenn Ihr Kopf während der Übung sehr warm wird, haben Sie möglicherweise ein Blutdruckproblem und sollten Ihren Arzt konsultieren.

KURZ-FORMEL

Ruhe – Schwere – Wärme.

8. bis 14. Tag: Die Atmung

Mit den Übungen der folgenden Wochen lernen Sie, auf Ihre Organe Einfluss zu nehmen, deshalb heißen sie Organübungen. Mit ihrer Hilfe können Sie einerseits Ihren Körper besser steuern und Beschwerden Ihrer inneren Organe lindern, andererseits bringen Sie sich automatisch in einen noch tieferen, der Hypnose ähnlicheren Entspannungszustand. Planen Sie für diese Woche täglich dreimal fünf bis zehn Minuten Übungszeit ein.

TIPP

➤ Wenn Sie die Übung einige Male wiederholt haben, werden Sie bemerken, dass sich alle Entspannungsreaktionen beim Ausatmen vertiefen. Wenn Sie möchten, können Sie diesen Effekt noch verstärken, indem Sie sich vorstellen, wie alles Belastende beim Ausatmen Ihren Körper verlässt und beim Einatmen Energie in Ihren Körper strömt.

Atemübung

Mithilfe der Atemübung können sich Verkrampfungen des Oberkörpers und der Atemwege, wie Bronchien und Lunge, lösen. Dadurch wird die Atmung ruhiger und tiefer, und das wiederum stärkt sowohl Ihre körperliche als auch seelische Gesundheit.

➤ Nehmen Sie eine entspannte Haltung ein, schließen Sie die Augen, und führen Sie die Schwere-Wärme-Übung durch.

➤ Konzentrieren Sie sich auf Ihren Atem. Spüren Sie, wie er kommt und geht. Dazu können Sie sich vorstellen, wie die Wellen des Meeres rhythmisch heranrollen und sich wieder zurückziehen.

➤ Lassen Sie sich von Ihrem Atem tragen, und sagen Sie sich:

Es atmet mich.

➤ Atmen Sie einige Male tief ein und aus, bis Sie bemerken, dass Sie regelmäßig während des Ausatmens besonders angenehm entspannt werden. Finden Sie dabei langsam Ihren eigenen Rhythmus.

➤ Legen Sie nun die Ruheformel in die Atmung hinein, sodass Sie innerlich wie folgt formulieren:

beim Einatmen: »Mit jedem Atemzug …« und

beim Ausatmen: »… gleite ich tiefer in die Entspannung.«

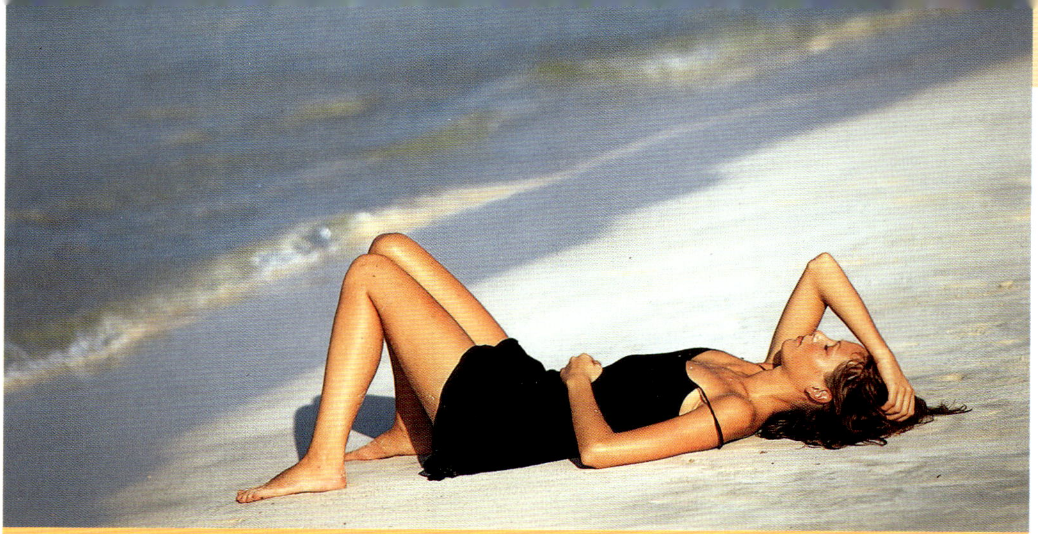

Lassen Sie Ihren Atem rhythmisch kommen und gehen wie die Wellen des Meeres.

- Lassen Sie genau das geschehen.
- Konzentrieren Sie sich dann auf folgende Formeln:

Ich bin ganz ruhig.

Mit jedem Atemzug gleite ich tiefer in die Entspannung. (3-mal)

Ich bin ganz ruhig.

- Führen Sie die Rücknahme durch.

Mögliche Schwierigkeiten überwinden

- Manchmal will sich nicht gleich ein gutes Gefühl für den Atem einstellen, vor allem, wenn Sie diese Art von Übungen nicht gewohnt sind. Dann ist es förderlich, wenn Sie sich auf den Rücken legen, die Hand auf den Bauch legen und nachspüren, wie sich die Bauchdecke beim Ein- und Ausatmen rhythmisch hebt und senkt.
- Falls während der Übung Missempfindungen auftreten, kann das daran liegen, dass Sie sich zu sehr beobachten. Verlagern Sie Ihre Aufmerksamkeit mehr auf das Spüren statt aufs Beobachten. Und machen Sie sich keine Sorgen, die Störungen sind in der Regel harmlos und verschwinden bald von allein wieder.

KURZFORMEL

Jeder Atemzug bringt mich tiefer in die Entspannung.

15. bis 21. Tag: Puls und Herz

Unser Herz ist das zentrale Lebensorgan und reagiert sofort auf Veränderungen der körperlichen und seelischen Befindlichkeit. Das Herz pumpt unser Blut durch den Organismus, sodass die darin enthaltenen Nährstoffe und der Sauerstoff zu den Zellen gelangen können. Herzprobleme wirken sich somit auf den gesamten Körper aus. Da das Herz eine so zentrale Rolle einnimmt, ist es hilfreich, zunächst mit der unkomplizierten Pulsübung zu beginnen und die Herzübung erst als zweiten Schritt auszuprobieren.

KURZ-FORMEL

Ruhe – Schwere – Wärme – Herz/Puls gleichmäßig.

Pulsübung

Bei Aufregung beschleunigt sich der Pulsschlag. Die Pulsübung reguliert und beruhigt dagegen den Puls – und damit auch Sie.

➤ Nehmen Sie eine entspannte Haltung ein, schließen Sie die Augen, und führen Sie alle vorangegangenen Übungen bis zur Atemübung durch.

➤ Lenken Sie Ihre Aufmerksamkeit zur Einstimmung in Ihren Körper, bis Sie irgendwo Ihren Puls spüren. Das kann an den Handgelenken, in den Fingerkuppen, am Hals oder sogar im Bauchraum sein. Sie können dazu auch Ihren Puls mit den Fingerkuppen ertasten, ganz leicht geht das beispielsweise am Handgelenk oder an der Halsschlagader.

➤ Konzentrieren Sie sich nun auf folgende Formeln, und wiederholen Sie sie jeweils mehrfach:

Ich bin ganz ruhig.

Mein Puls schlägt ruhig und gleichmäßig. (3-mal)

Ich bin ganz ruhig.

➤ Führen Sie die Rücknahme durch.

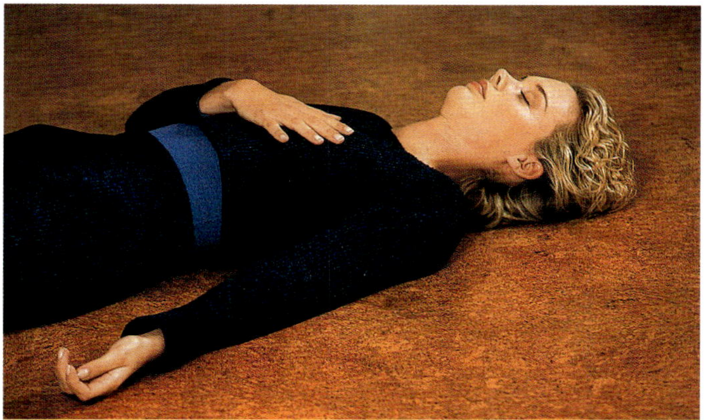

Das Herz – Synonym für Liebe und Lebenskraft.

Herzübung

Die Herzübung kann noch mehr als die Pulsübung. Über die Regulation des Herzschlags beruhigt sie nicht nur etwa bei Aufregung und Lampenfieber, sondern sie kann auch bei funktionellen Herzbeschwerden und leichten Herzrhythmusstörungen helfen.

➤ Konzentrieren Sie sich bei der Herzübung nicht auf den Herzschlag, sondern auf das Gefühl »Mir ist warm ums Herz«.

➤ Stellen Sie sich dabei die Weite des Meeres und das Wellenspiel am Strand vor.

➤ Konzentrieren Sie sich dann auf folgende Formeln:

Ich bin ganz ruhig.

Mir ist warm ums Herz. Mein Herz hat viel Platz und viel Spielraum. (3-mal)

Ich bin ganz ruhig.

➤ Führen Sie die Rücknahme durch.

Mögliche Schwierigkeiten überwinden

● Wenn Sie sich bei Herz- und Pulsübung unwohl fühlen, können Sie sie auch ganz ausfallen lassen oder zu einem späteren Zeitpunkt wiederholen. Die Übung ist nicht unbedingt nötig, da das Herz auch bei den anderen Übungen entspannt wird.

TIPP

➤ Treten bei der Herzübung Missempfindungen auf, führen Sie die Rücknahme durch und praktizieren stattdessen die Pulsübung.

22. bis 28. Tag: Der Solarplexus

Als Sonnengeflecht oder Solarplexus wird das Nervengeflecht hinter dem Magen bezeichnet. Ähnlich den Strahlen der Sonne breiten sich die Nervenfasern von hier im gesamten Bauchraum aus. Der Solarplexus ist ein wichtiges Zentrum der Lebensenergie.

KURZ-FORMEL

Mit jedem Atemzug tiefer in die Entspannung – Bauch warm.

Bauchraumübung

Die Übung fördert die Durchblutung und entfaltet eine heilsame Wirkung auf die Bauchorgane. Wärme und Lebensenergie durchströmen den Bauchraum und bescheren ein tiefes Wohlbefinden.

- Nehmen Sie eine entspannte Haltung ein; schließen Sie die Augen, und führen Sie alle vorangegangenen Übungen durch.
- Stellen Sie sich vor, Sie liegen am Strand, und die Sonne scheint auf Ihren Bauch.
- Konzentrieren Sie sich dann auf folgende Formeln:

> Ich bin ganz ruhig.
>
> Herrliche Wärme breitet sich im gesamten Bauchraum aus ...
>
> mit einer freudigen, starken Energie ...
>
> die mich mit der Menschheit verbindet. (3-mal)
>
> Ich bin ganz ruhig.

- Führen Sie die Rücknahme durch.

Mögliche Schwierigkeiten überwinden

- Falls es Ihnen schwer fällt, den Bauch zu entspannen, kann das daran liegen, dass Sie vorher gerade gegessen haben und der Magen seine Arbeit verrichten muss. Üben Sie lieber vor den Mahlzeiten, wobei Sie aber auch nicht hungrig sein sollten.
- Falls Ihr Bauchraum nicht gleich warm wird, können Sie eine Wärmflasche oder eine Zudecke verwenden.

29. bis 35. Tag: Die kühle Stirn

Zum Abschluss der Organübungen lernen Sie nun, eine kühle Stirn herzustellen. Damit können Sie in aufregenden Situationen einen »kühlen Kopf« bewahren, Kopfschmerzen in den Griff bekommen oder Erröten vermeiden. Sie sollten die Übung aber nur praktizieren, wenn Ihnen eine kühle Stirn wirklich angenehm erscheint.

Stirn- und Kopfübung

Besonders leicht ist der Einstieg in diese Übung, wenn Sie sich so legen, dass Sie vom Fenster her einen kühlen Hauch abbekommen.

- Nehmen Sie eine entspannte Haltung ein, schließen Sie die Augen, und führen Sie alle vorangegangenen Übungen bis zur Bauchraumübung durch.
- Um Ihre Vorstellungskraft anzuregen, können Sie sich vorstellen, wie Sie am Strand in der wärmenden Sonne liegen und ein angenehm kühler Lufthauch um Ihren Kopf streicht. Wiederholen Sie dann die folgenden Formeln:

> Ich bin ganz ruhig.
>
> Meine Stirn ist angenehm kühl. (3-mal)
>
> Ich bin ganz ruhig.

- Führen Sie die Rücknahme durch.

Mögliche Schwierigkeiten überwinden

- Falls sich während der Übung leichte Kopfschmerzen einstellen, ändern Sie die Übungsformel in »Stirn ein wenig kühl«. Und halten Sie sich exakt an die Vorsatzformeln!
- Sollten Sie sich während der Übung nur sehr schwer konzentrieren können, kann das an einer mangelnden Belüftung des Raumes und damit verbrauchtem Sauerstoff liegen.

KURZ-FORMEL

Mit jedem Atemzug tiefer in die Entspannung – Bauch warm – Stirn kühl.

36. bis 42. Tag: Selbstsuggestionen

Das Grundhandwerkszeug beherrschen Sie nun. Doch jetzt fängt es an, richtig spannend zu werden: Sie lernen, Suggestionen, also Vorsatzformeln, frei zu formulieren und für alle möglichen Situationen einzusetzen. Sie können sich damit sozusagen selbst einen Auftrag erteilen beziehungsweise sich selbst programmieren. Die Wirkung dieser Vorsatzformel tritt aber erst dann ein, wenn Sie die Formel innerlich losgelassen, ja vielleicht sogar vergessen haben. Selbst bei körperlichen Erkrankungen können Sie diesen Effekt nutzen. Wichtig ist nur, dass Sie für mindestens drei bis vier Wochen bei einer Vorsatzformel bleiben.

TIPP

➤ Schreiben Sie jeden Tag zehn Sätze auf, die positive Gefühle in Ihnen auslösen.

Worte als Zauberformeln

Im Folgenden finden Sie einen Vorschlag, wie Sie »Worte als Zauberformeln« im Alltag einsetzen können. Sie können aber nach Belieben eigene Selbstsuggestionen formulieren. Befolgen Sie dazu nur die Tipps auf der nächsten Seite.
Machen Sie diese Übung zwei- bis dreimal täglich. Nehmen Sie sich dafür jeweils etwa fünf Minuten Zeit.

➤ Nehmen Sie dabei eine entspannte und bequeme Haltung ein.
➤ Überlegen Sie sich eine Situation, in der Sie ab sofort ruhig und gelassen bleiben wollen ...
➤ Führen Sie die Grundübung durch.
➤ Sagen Sie sich im entspannten Zustand die folgende Vorsatzformel (oder nach Wunsch Ihre eigene):

> Ich bleibe ruhig und gelassen, sage aber deutlich meine Meinung.

➤ Führen Sie die Rücknahme durch.

Worauf muss ich beim Erstellen von Autosuggestionen achten?

➤ Wenden Sie Autosuggestionen erst an, wenn Sie die Grundübungen beherrschen.

➤ Die Formeln sind nur wirkungsvoll, wenn Sie vorher einen tiefen Entspannungszustand herstellen.

➤ Verwenden Sie immer die Gegenwartsform.

➤ Wählen Sie die Formel so, als hätten Sie Ihr Ziel schon erreicht. Zum Beispiel: »Ich trete meinem Chef gegenüber selbstbewusst und positiv auf.«

➤ Beschreiben Sie Ihr Ziel positiv. Das Unbewusste kann mit Verneinungen nichts anfangen. Wenn Sie also sagen: »Ich will meinem Chef gegenüber nicht unsicher sein«, merkt sich das Unbewusste nur »unsicher sein«.

➤ Finden Sie motivierende Sätze. Die Selbstsuggestionen sollen positive Empfindungen in Ihnen hervorrufen. So motivieren Sie sich am besten auf Ihre Ziele hin.

➤ Variieren Sie Ihre Suggestionsformeln.

➤ Es ist für die Autosuggestionen am besten, so viele Beispiele wie möglich zu finden. Je vielfältiger die Botschaften sind, die Ihre Anliegen zum Unbewussten transportieren, umso stärker wird es aktiviert. Machen Sie es sich zur Gewohnheit, so viele motivierende Sätze zu Ihrem Thema aufzuschreiben, wie Ihnen einfallen.

➤ Formulieren Sie möglichst knapp und einfach. Einfache Selbstsuggestionen sind beispielsweise »Das schaffe ich« oder »Ich bleibe jetzt ruhig und gelassen«.

➤ Verwenden Sie monotone Sätze, vielleicht auch kurze Reime oder Verse.

TIPP

➤ Sie können sich mittels Autosuggestion ein bestimmtes Ziel eingeben, wodurch Sie einerseits Zuversicht gewinnen, andererseits Möglichkeiten, die Ihnen bei dem Erreichen Ihres Ziels helfen, besser wahrnehmen.

43. bis 49. Tag: Visualisieren

Die Wirksamkeit des Visualisierens ist schneller und heftiger als die von Vorsatzformeln. Voraussetzung ist nur, dass Sie die Grundübungen sicher beherrschen. Egal, ob Sie diese Methode einsetzen, um Beschwerden zu lindern, Ziele zu erreichen oder Ihr gesamtes Denken zu verändern – wie Sie auch im vierten Kapitel sehen werden, sind die Möglichkeiten nahezu unbegrenzt.

> **TIPP**
>
> ➤ Wenn es Ihnen schwer fällt, sich einen Gegenstand im Detail vorzustellen, können Sie sich behelfen, indem Sie einen Gegenstand auswählen, den Sie vor der Übung eingehend betrachten. Sie müssen ihn sich dann nur noch wieder ins Gedächtnis rufen. (Siehe dazu auch »Steigern Sie Ihre Konzentration«, Seite 66.)

Die Eigenfarbe finden

Beginnen Sie mit der folgenden einfachen Übung, um das Visualisieren zu trainieren:

➤ Machen Sie die Grundübung, und schließen Sie die Augen.

➤ Lassen Sie vor Ihrem inneren Auge ganz frei Farben auftauchen, bis sich eine so genannte »Eigenfarbe« einstellt, die länger anhält, aber nicht Ihre Lieblingsfarbe sein muss. Manche Farben werden mit bestimmten Gefühlen verbunden sein. Am Anfang können sich unkoordinierte Einzelbilder, verwaschene Farberinnerungen einstellen, die als normal zu bewerten sind und erst aufhören, wenn sich die »Eigenfarbe« eingestellt hat.

➤ Führen Sie die Rücknahme durch.

Gegenstand

Manch einem gelingt es besser, sich etwas Konkreteres vorzustellen als eine Farbe.

➤ Machen Sie die Grundübung; schließen Sie die Augen.

➤ Stellen Sie sich nun einen bestimmten Gegenstand vor, zum Beispiel eine Blume. Falls das gut klappt, können Sie sich eine Landschaft mit einem Haus vorstellen, als Sinnbild der Geborgenheit.

➤ Es folgt die Rücknahme.

Erlebnisse

Tauchen Sie nun ganz bewusst in angenehme Erinnerungen ein, und verweilen Sie dort. Das ist wie ein Kurzurlaub für die Seele.

➤ Machen Sie die Grundübung des Autogenen Trainings.

➤ Erinnern Sie sich an den ersten Schultag, Ihren letzten Urlaub oder ein anderes Ereignis, das Ihnen positiv in Erinnerung ist.

➤ Wie erging es Ihnen damals? Welche Gefühle kommen hoch?

➤ Spüren Sie nach, und führen Sie dann die Rücknahme durch.

Person

Mit dieser Übung lernen Sie, sich in andere Menschen besser einzufühlen. Am leichtesten gelingt es, wenn Sie sich eine eher neutrale Person vorstellen.

➤ Versuchen Sie sich einen Menschen, den Sie persönlich kennen, ganz genau vorzustellen. Wie sieht er aus? Welche Farbe hat sein Haar? Welche Augenfarbe hat er? Können Sie sein Lachen hören? Stellen Sie sich die Füße oder Hände dieser Person vor. Welche Kleidung trägt sie? Welche Gefühle weckt sie in Ihnen?

➤ Führen Sie dann die Rücknahme durch.

Fragen an das Unbewusste

In dieser Übung wird die Phantasie angeregt. Dies können Sie beispielsweise nutzen, um Fragen für sich zu klären. Dabei kann es um Ihre Arbeitssituation gehen oder um Beziehungsfragen.

➤ Überlegen Sie sich zuerst eine Frage.

➤ Machen Sie erst dann die Grundübung des Autogenen Trainings.

➤ Stellen Sie Ihrem Unbewussten nun Ihre Frage, und lassen Sie dann vor Ihrem inneren Auge Bilder als Antwort auftauchen.

➤ Führen Sie die Rücknahme durch.

TIPP

➤ Sie können diese Übung auch nutzen, um sich einen besseren Überblick über eine Situation zu verschaffen. Denn oft tauchen in tiefer Entspannung Bilder und Erinnerungen auf, die einen Gesamtzusammenhang deutlich machen und Ihnen eine größere Perspektive ermöglichen.

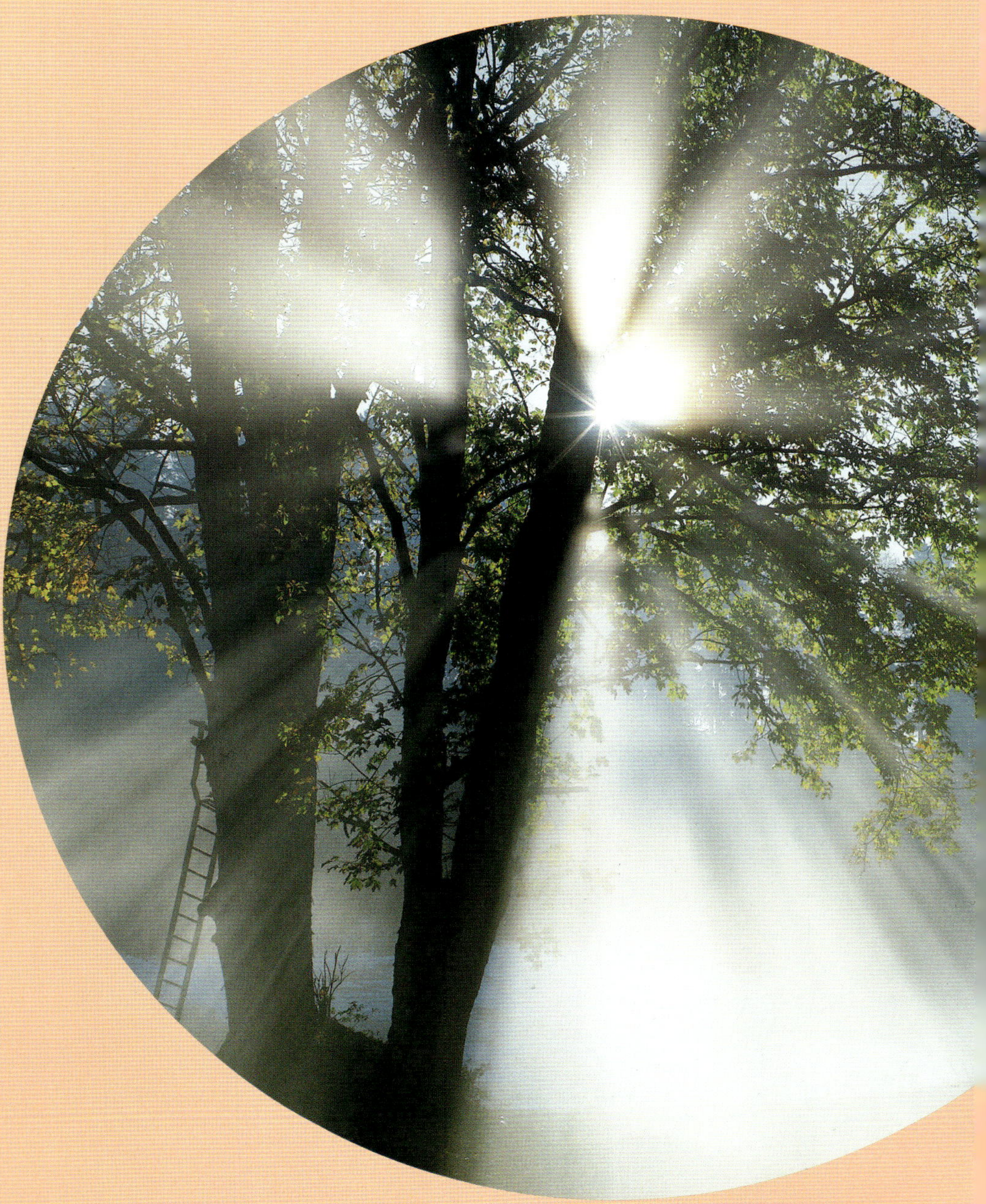

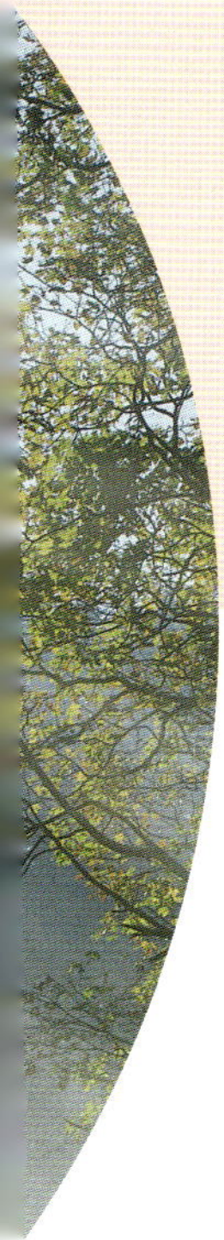

BESCHWERDEFREI IN KURZER ZEIT

Mit den Grund- und Organübungen aus dem Sieben-Wochen-Programm haben Sie bereits alle Werkzeuge an der Hand, die Sie brauchen, um sich zu entspannen und körperliche Probleme zu lindern. In diesem Kapitel erhalten Sie jedoch zusätzliche Informationen, Tipps und Übungen, die Ihnen zeigen, wie Sie den alltäglichen und weit verbreiteten Beschwerden und Krankheiten mit Autogenem Training begegnen können. Von Allergien bis Zahnschmerzen: Hier erfahren Sie, wie Sie Ihre Selbstheilungskräfte mobilisieren können.

Allergien und Immunsystem

SO HILFT AUTOGENES TRAINING

- Heuschnupfen: Die Schleimhäute von Nase und Rachen schwellen durch die Suggestion von Kühle ab.
- Allergisches Asthma: Luftröhre, Bronchien und Lunge werden warm durchströmt, die Muskulatur der Bronchien wird entspannt.
- Hautallergien: Die Blutgefäße der Haut lassen sich durch Kühlesuggestion eng stellen, Rötung und Jucken verschwinden.

TIPP

➤ Sie können das Autogene Training auch vorbeugend einsetzen, um Sympathikus und Parasympathikus zu regulieren und damit das Immunsystem zu stärken. So sind Sie weniger allergieanfällig und können bestehende Allergien abmildern.

Allergien sind so genannte »Nach-Stress-Krankheiten«. Die Rede ist nicht von kurzem, heftigen Stress, wie er beispielsweise durch eine Prüfung ausgelöst wird, sondern eher von sich länger hinziehender Belastung wie Dauerstress in der Arbeit oder die Pflege von schwer kranken Angehörigen. In den letzten Jahren haben Allergien deutlich zugenommen. Es sind etwa 20 000 allergieauslösende Stoffe bekannt.

Das geschieht im Körper

Bei einer Allergie ist stressbedingt der Cortisolgehalt im Blut erhöht. Cortisol schädigt die Immunzellen dauerhaft, wodurch die Abwehrzellen auf Stoffe übermäßig reagieren, die an sich völlig harmlos sind. Dabei werden biochemische Substanzen wie Histamin freigesetzt, das wiederum verschiedene Reaktionen im Körper auslöst: Die Blutgefäße in der Haut erweitern sich, Gewebsflüssigkeit tritt aus (Hautallergie), die Muskeln der Bronchien ziehen sich zusammen (allergisches Asthma), der Blutdruck sinkt ab. Der Körper »merkt« sich die Substanz und reagiert immer schneller darauf.

So reagiert die Psyche

Steht ein Mensch ständig unter Stress, führt das zu Aggressionen, die allerdings nicht ausgelebt, sondern auf die Körperebene verschoben werden. Damit sind sie aus dem Bewusstsein verschwunden und toben sich stattdessen im Körper aus, zum Beispiel in Form von Allergien. Gerade Allergiker neigen dazu, sich übermäßigem Stress auszusetzen, weil sie häufig ein sehr starkes Bedürfnis danach haben, angenommen zu werden, bei der gleichzeitigen Sorge, nicht liebenswert zu sein.

Allergieanfälle reduzieren

Falls Sie wissen, worauf Sie allergisch sind, können Sie die Intensität eines Allergieanfalles sowie die Häufigkeit reduzieren.

➤ Führen Sie zunächst die Grundübung durch.

➤ Dann stellen Sie sich den Stoff, der bei Ihnen die Allergie auslöst, bildlich vor. So können Sie Ihr Unbewusstes dazu bringen, diesen Stoff mit der Entspannung zu koppeln.

➤ Dann führen Sie die Rücknahme durch.

Hautallergien beeinflussen – einfach zwischendurch

Falls Sie unterwegs oder bei der Arbeit bemerken, dass sich auf Ihrer Haut Quaddeln bilden, versuchen Sie's mit folgender Übung:

➤ Führen Sie kurz die Grundübung des Autogenen Trainings durch, lassen dabei aber die Hände nicht warm, sondern kalt werden.

➤ Berühren Sie im entspannten Zustand die betroffenen Stellen mit Ihrer kalten Hand, und lassen Sie gleichzeitig das beruhigende Gefühl sowie die Kälte auf den betroffenen Hautbereich strömen.

➤ Führen Sie die Rücknahme durch.

Vorsatzformeln

Allergien allgemein: Ich spüre, wie ich immer entspannter werde. Ich bleibe jeden Tag ruhiger und gelassener und helfe so meinem Immunsystem, den »Irrtum« wieder auszubügeln.

Hautallergien: Ich bin ruhig und gelassen. Meine Haut ist angenehm kühl. Brennen und Jucken sind gleichgültig.

Allergisches Asthma: Es atmet mich. Jeder Atemzug vertieft die Ruhe. Ich spüre die Weite bei jedem Atemzug.

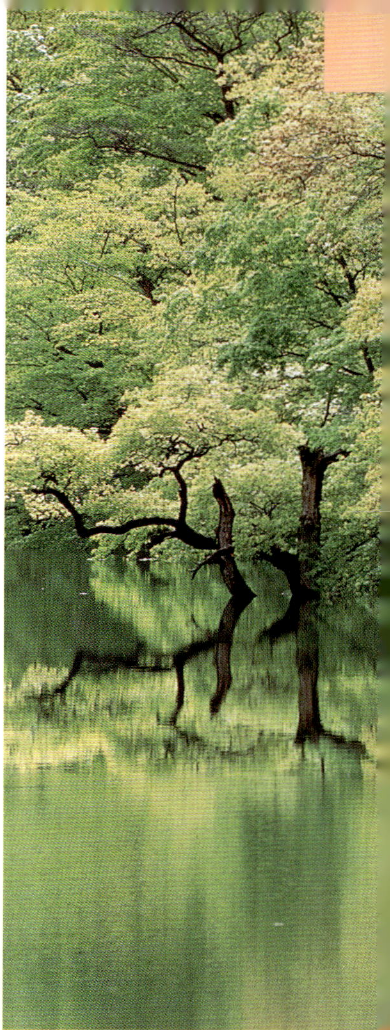

Angst

SO HILFT AUTOGENES TRAINING

- Sie werden ruhiger, gelassener und entspannter. Das lässt die Angst ganz automatisch schrumpfen.
- Sie gewinnen Abstand zur Angst und können sich so aus ihrem Griff befreien.
- Sie schaffen die Voraussetzung für neue Möglichkeiten der Angstbewältigung.

Wenn wir Angst haben, spannen wir unseren Körper an, um ihn auf eine drohende Gefahrensituation vorzubereiten und seine Leistungsfähigkeit zu steigern. Mit der Gefahr schwindet auch die Angst wieder. Haben wir aber ständig Angst, sind Unruhe, Zittern und Schweißausbrüche, Herzrasen, Übelkeit, Harndrang, Schluck- und Atembeschwerden oder blockiertes Denken die Folge.

Das geschieht im Körper

Verdrängte Ängste lösen eine ständige Anspannung aus und können sich als Bluthochdruck, Magen- oder Darmgeschwüre, Herzkrankheiten, Schlafstörungen oder Schilddrüsenüberfunktion äußern, wobei der Zusammenhang von Angst und Stress überdeutlich ist, indem viel Angst noch mehr Stress – und erhöhter Stress noch mehr Angst auslöst.

So reagiert die Psyche

Eltern, die ständig besorgt sind, können diese Ängste auch auf ihr Kind übertragen. Sie können sich dann bei ihm im Unterbewusstsein einprägen und auf verschiedenste Situationen übertragen. Im günstigsten Fall schafft es das Kind, mithilfe von Spiel und Entspannung die von den Eltern eng gesetzten Grenzen (zum Beispiel: »Klettere nicht auf den Baum, sonst brichst du dir alle Knochen!«) zu erweitern. Schafft es das Kind nicht, so können sich die Ängste im Erwachsenenalter immer mehr verstärken und verselbstständigen und auf Situationen übertragen, die an sich gar nicht heikel sind. Ist die Angst bereits so groß, dass Sie Angst vor der Angst haben, sollten Sie zusätzlich die Hilfe eines Psychotherapeuten in Anspruch nehmen.

Entspannung vertreibt die Angst

Indem Sie sich mittels Autogenen Trainings entspannen, versetzen Sie sich in einen gelösten Zustand, der die Angst automatisch vertreibt und so den Blick auf neue Perspektiven freigibt. Denn Angst und Entspannung vertragen sich nicht.

➤ Führen Sie die Grundübung des Autogenen Trainings durch.

➤ Lassen Sie vor Ihrem geistigen Auge eine Situation auftauchen, in der Sie sich ganz entspannt und gelöst gefühlt haben. Durchleben Sie diese Situation in Gedanken erneut, bis Sie ein Gefühl der Ruhe und Gelassenheit durchströmt.

➤ Wenn Sie die Erfahrung ganz vergegenwärtigt haben, berühren Sie eine bestimmte Körperstelle mit der Hand und lassen nach kurzer Zeit wieder los.

➤ Wiederholen Sie diese Übung mehrfach.

➤ Führen Sie die Rücknahme durch.

➤ Wenn Sie danach wieder in eine Situation geraten, in der Angst auftaucht, berühren Sie erneut kurz diese Körperstelle. Dadurch rufen Sie die Erinnerung an die Entspannung wach und können sie auf die neue Situation übertragen.

TIPP

➤ Man hat festgestellt, dass die Thymusdrüse, die sich hinter dem Brustbein befindet, bei Stress und Angst schrumpft. Umgekehrt erzeugt die Stimulation dieser Drüse ein Gefühl der Kräftigung. Das kann man erreichen, indem man sich, ähnlich wie Tarzan in einer Gefahrensituation, mehrfach aufs Brustbein klopft.

Vorsatzformeln

Ruhe und Geborgenheit durchströmen mich jederzeit.

Gelassen und mutig gehe ich durch die Angst hindurch.

Ich nehme die Angst an und gehe mit ihr gemeinsam durch die schwierige Situation hindurch.

Die Angst wandelt sich um in Mut.

In meinem Innern ist eine Kraft, die mich beschützt. Ich bin sicher und geborgen.

Depressionen

SO HILFT AUTOGENES TRAINING

- Da Angespanntheit die Grundlage der Depression bildet, ist Entspannung der erste Schritt zur Besserung.
- Sie gewinnen Abstand zu Ihren Problemen, wodurch Sie Ihre Lebensumstände neu bewerten können.
- Mithilfe der Vorsatzformeln richten Sie Ihr Leben wieder auf Gegenwart und Zukunft aus statt auf negative Ereignisse in der Vergangenheit.

TIPP

➤ Depressive Menschen bekommen häufig den Ratschlag, doch einfach positiv zu denken. In Wirklichkeit geht es aber darum, negative Einstellungen durch realistisches Denken zu ersetzen und an der Wirklichkeit zu messen.

Ein fröhlicher Grundzustand ist normal, kein Baby kommt traurig auf die Welt. Ein Baby ist nur dann unglücklich, wenn es angespannt ist, weil es Hunger oder Schmerzen hat oder müde ist. Und genauso wird ein Erwachsener erst dann depressiv, wenn er (dauerhaft) innerlich angespannt ist. Im Gegenzug, so haben Forscher festgestellt, ist es unmöglich, sich negativen Gedankengängen hinzugeben, wenn man völlig entspannt ist.

Das geschieht im Körper

Während einer Depression fehlen teilweise die Botenstoffe Serotonin und Noradrenalin (»Glückshormone«) im Nervensystem. Das kann eine Folge von Hormonschwankungen, ausgelöst durch Schwangerschaft, Antibabypille oder Wechseljahre, sein. Virusinfektionen, Diabetes, Parkinson sowie Herz-Kreislauf-Erkrankungen können ebenfalls zu einer Depression führen. Die so genannte zyklische Depression wird zum Teil vererbt und durch negative Einflüsse verstärkt. In jedem Fall sollten Sie bei einer schweren Depression unbedingt ärztliche Hilfe suchen.

So reagiert die Psyche

Tragische Lebensumstände können dazu führen, dass man traurig und verspannt wird. In dieser Situation ziehen sich viele Menschen zurück. C. G. Jung interpretierte dies so, dass sich das Unbewusste eine Auszeit nimmt, um sich einer inneren Neuorientierung zu widmen. Manche Menschen schaffen es aber nicht, wieder ins Gleichgewicht zu kommen und neue Lebenskraft zu schöpfen. Sie geraten in eine Daueranspannung, die zur depressiven Verstimmung oder gar ernsten Depression führt.

Inseln der Geborgenheit

Setzen Sie düsteren Gedanken starke positive Bilder entgegen.

➤ Führen Sie die Grundübung des Autogenen Trainings durch. Wenn Sie ganz entspannt und gelassen sind, lassen Sie positive Bilder aus Ihrer Kindheit aufsteigen – Inseln der Geborgenheit.

➤ Lassen Sie dann allmählich aus der Erinnerung eine Person auftauchen, die Ihnen in der Kindheit besonders hilfreich zur Seite gestanden hat. Das kann ein Elternteil gewesen sein, die Großmutter oder ein Freund.

➤ Versuchen Sie, diese Person in Gedanken mit Ihrer jetzigen Situation zu konfrontieren. Was würde Ihnen die- oder derjenige raten, zu tun? Geben Sie sich so lange Zeit, bis sich eine Antwort einstellt. Und keine Angst – Sie werden Hilfe bekommen!

➤ Falls Ihnen wirklich niemand aus der Kindheit einfällt, können Sie sich vorstellen, dass Sie eine Tür in der Wand öffnen und eine Treppe hinuntersteigen. Am Fuß der Treppe sitzt jemand in einem wunderschönen, Geborgenheit ausstrahlenden Raum, eine Vertrauen erweckende, weise Person, die Ihnen für Ihre aktuelle Situation einen guten Rat gibt. Nachdem Sie den Rat erhalten haben, bedanken Sie sich, steigen die Treppe wieder hinauf und schließen die Tür hinter sich. Sie sind wieder in der Gegenwart angekommen.

➤ Führen Sie die Rücknahme durch.

Vorsatzformeln

Ich lasse die Vergangenheit ohne Groll hinter mir und blicke nach vorn.

Lebensmut wird wieder gut. Ich schaffe das.

Ich bejahe mich selbst.

Ich mag mich/ Ich mag an mir ...

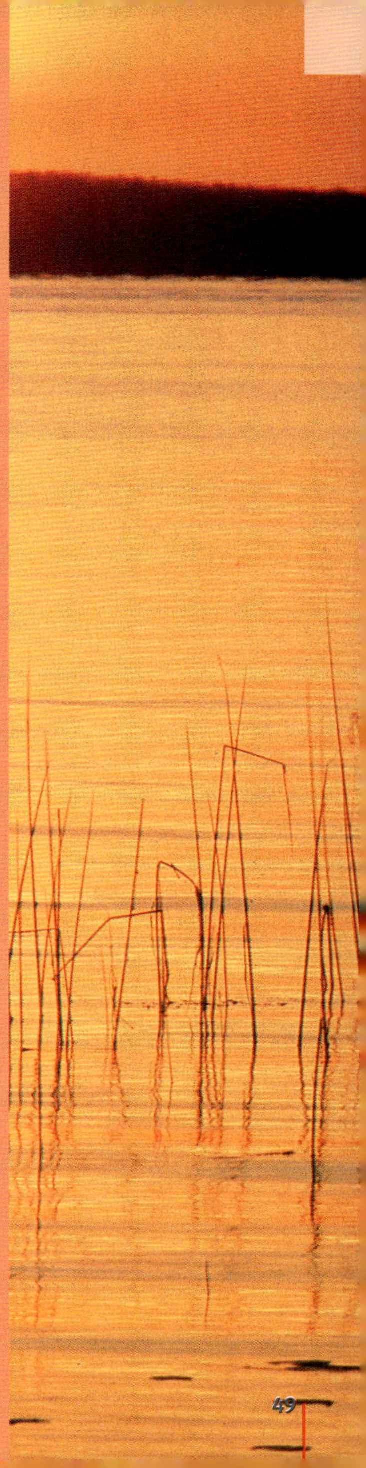

Kopfschmerzen und Migräne

SO HILFT AUTOGENES TRAINING

- Kopfschmerzen können durch die Vorstellung von Kühle im Kopfbereich gelindert werden.
- Alternativ kann die Wärmeübung helfen, wobei man die Wärme vom Nacken her aufsteigen lässt.
- Ganz bewusste Ruhepausen mit dem Autogenen Training oder auch die Grundübung helfen, zwischendurch abzuschalten. So können Migräneanfälle verhindert werden.

Zwei von drei Deutschen leiden manchmal oder regelmäßig unter Kopfschmerzen. Und teils mehrmals im Monat erleben viele Menschen, wie es in ihrem Kopf pocht und hämmert: Migräne. Ihnen wird übel; bei körperlicher Aktivität steigert sich der rasende Kopfschmerz. Licht, Lärm, sogar Gerüche sind plötzlich unerträglich. Nur Ruhe und ein abgedunkelter Raum schaffen Linderung.

Das geschieht im Körper

Bei Anspannung wird die Blutzufuhr zum Kopf erhöht, um die Leistungsbereitschaft zu steigern, was an sich sinnvoll ist, auf Dauer aber zu Kopfschmerzen führt. Es gibt viele Faktoren, die dies begünstigen, zum Beispiel Schlafmangel, Hormonschwankungen oder der häufige Gebrauch von Schmerzmitteln. Es gibt jedoch auch »eigenständige« Kopfschmerzen mit unterschiedlichen Ursachen. Dazu gehören Spannungs- und Entspannungskopfschmerz sowie Migräne. Bei Letzterer, so nimmt man heute an, wird eine überstarke Empfindsamkeit zum Teil vererbt. Das Gehirn wird leicht durch Reizüberflutung überlastet, und es reicht dann oft nur ein kleiner Auslöser, um den Migräneanfall zu provozieren. Dabei verkrampfen zunächst die Blutgefäße im Gehirn, anschließend werden die großen Kopfarterien erweitert, wobei die Schmerzschwelle sinkt.

So reagiert die Psyche

Unter Kopfschmerzen oder Migräne leiden häufig Menschen mit großem Ehrgeiz, die selten richtig entspannen können. Der dröhnende Kopf erzwingt eine Ruhepause und mahnt dazu, die oft überhöhten Ansprüche an sich selbst zu senken.

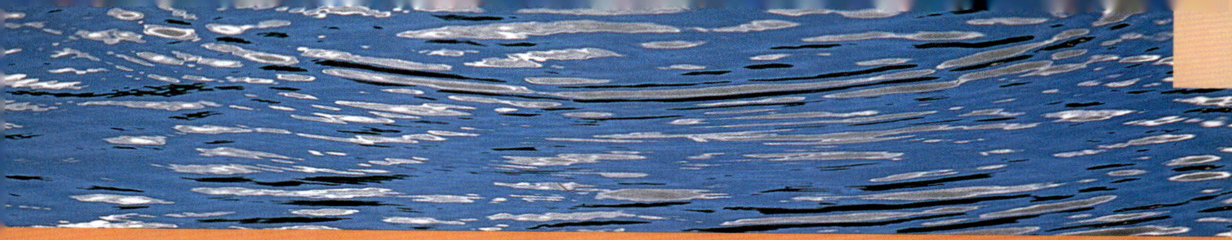

Kopfschmerzen: Den Blutstau auflösen

Das hilft bei »normalen« wie bei Spannungskopfschmerzen:

- Führen Sie die Grundübung bis zur »kühlen Stirn« durch.
- Stellen Sie sich vor, wie das überflüssige Blut zurück in den Körper strömt, bis der Kopf langsam wieder klar wird.
- Führen Sie die Rücknahme durch, oder geben Sie sich einem erholsamen Schlaf hin.

Migräne: Übererregung abbauen

Oft merken Sie früh, dass die Migräne naht. Üben Sie dann sofort:

- Führen Sie die Grundübung im Liegen durch.
- Stellen Sie sich vor, Sie sitzen am Strand. Die Sonne steht hoch am Himmel und wandert dann langsam zum Horizont. Die Abenddämmerung kommt, es wird dunkler, die Luft wird angenehm und sanft etwas kühler, die Natur kommt allmählich zur Ruhe.
- Zur Unterstützung legen Sie eine Hand auf Stirn und Augen. Sobald die Blutgefäße in Ihren Schläfen beginnen, verstärkt zu pulsieren, assoziieren Sie das mit den Wellen im Meer und lassen in Ihrer Vorstellung die Wellen langsam ruhiger werden.
- Wenn das gelingt, führen Sie langsam die Rücknahme durch.

Vorsatzformeln

Kopfschmerzen: Mein Kopf ist schmerzfrei, gelöst und klar. Mein Körper ist entspannt und gleichmäßig durchblutet.

Migräne: Langsam gleite ich in einen tiefen Ruhezustand. Probleme lasse ich hinter mir. Während die Verspannungen sich lösen, normalisiert sich langsam die Durchblutung im Kopf. Ich komme in Balance. Der Kopf ist frei von Schmerzen.

TIPP

- Treten starke Kopfschmerzen gemeinsam mit Übelkeit und Erbrechen, Fieber und einem Ziehen im Nacken auf, müssen Sie sofort einen Arzt aufsuchen, da eine Hirnhautentzündung bestehen kann. Auch zusätzlich auftretende Sehstörungen, Krämpfe oder die Unfähigkeit, Arme oder Beine zu kontrollieren, deuten auf eine schwere Erkrankung hin, die in ärztliche Hand gehört.

Magen-Darm-Beschwerden

SO HILFT AUTOGENES TRAINING

- Durch die tiefe Entspannung wird Angst und Stress entgegengewirkt, beides Auslöser von Magen-Darm-Problemen.
- Mithilfe der Bauchraumübung schicken Sie vermehrt Blut in die Bauchorgane. So wird der Magen besser durchblutet und damit entspannt. Der Druck schwindet, Magen und Darm können wieder in Ruhe arbeiten.

Magen und Darm nehmen regen Anteil an unseren Gefühlen. Aufregung »schlägt uns auf den Magen«. Wenn es ganz schlimm wird, »dreht sich uns der Magen um«. »Er hat Schiss« sagt man auch von jemandem, der Angst hat. Stress, Kummer und Ärger erhöhen die Säureproduktion des Magens. Dadurch wird die schützende Magenschleimhaut geschädigt, wodurch Bakterien eindringen können. Ein Magengeschwür ist die Folge, und dann ist es dringend ratsam, einen Arzt aufzusuchen. Mit Autogenem Training können Sie dafür sorgen, dass es erst gar nicht so weit kommt.

Das geschieht im Körper

Auf Stress reagiert unser Magen mit vermehrter Säurebildung. Gleichzeitig verengen sich im Bauchraum die Blutgefäße; das Blut wird stattdessen ins Gehirn transportiert, um dessen Reaktionsbereitschaft zu erhöhen. Ist das häufig der Fall, werden Magen und Darm weniger durchblutet und entzünden sich.

So reagiert die Psyche

Menschen, die zu Magen- und Darmproblemen neigen, haben es oft mit einem unbewussten Konflikt zu tun. Einerseits möchten sie liebevoll umsorgt und genährt werden, andererseits besteht ein ausgeprägter Wunsch nach Unabhängigkeit. Entlastung schafft das Autogene Training, bei dem man lernt, sich selbst liebevoll zu umsorgen. Damit ist auch zu erklären, warum viele, die es erlernen, erleben, wie ihr Magen laut zu grummeln anfängt. Das muss niemandem peinlich sein, denn es handelt sich um ein Zeichen der besonders tiefen Entspannung, bei der Magen und Darm sich wohl fühlen und gut durchblutet werden.

Nehmen Sie Entspannung zu sich

Ob Sie regelmäßig oder akut an Magen-Darm-Beschwerden leiden – die folgende Übung kann helfen.

➤ Führen Sie die Grundübung des Autogenen Trainings bis zur Bauchraumübung durch. Dann stellen Sie sich ein herrliches Essen vor – Ihr Lieblingsessen. Malen Sie sich in allen Details aus, wie es aussieht; nehmen Sie den Geruch wahr.

➤ Dann stellen Sie sich vor, wie Sie in Gedanken beginnen, dieses Gericht zu essen – langsam, Happen für Happen. Und mit jedem Bissen verspeisen Sie gleichzeitig Ruhe und Gelassenheit. Nehmen Sie in Ihrer Vorstellung die Entspannung körperlich in sich auf.

➤ Führen Sie die Rücknahme durch.

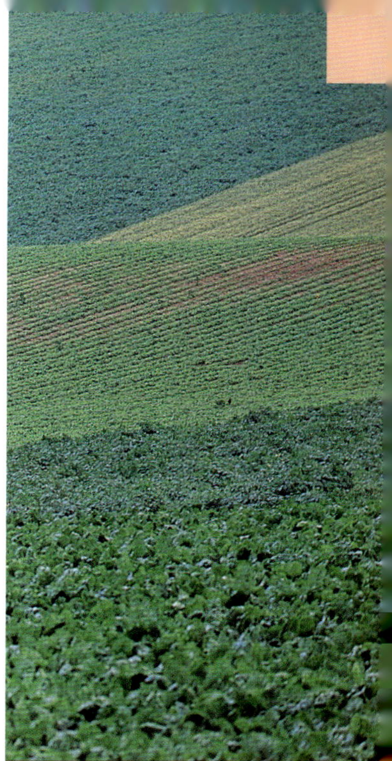

Neue Lösungen finden

Falls Ihnen ein Problem oder Konflikt »schwer im Magen liegt«, ist folgende Übung hilfreich:

➤ Führen Sie die Grundübung bis zur Solarplexusübung durch.

➤ Überdenken Sie die Situation dann erneut im entspannten Zustand des Autogenen Trainings. Da Ruhe und Entspannung bewirken, dass Sie kreativer sind, können Sie nun neue, vielleicht ungewohnte Lösungsmöglichkeiten aufsteigen lassen.

➤ Führen Sie dann die Rücknahme durch.

Vorsatzformeln

Das Blut strömt in den Bauchraum. Der Bauch ist gut durchblutet und strömend warm.

Mein Magen ist angenehm entspannt und warm. Mein Magen arbeitet gut.

TIPP

➤ Wenn Magen oder Darm drücken, können Kamille, Pfefferminze, Schöllkraut oder Kümmel hilfreich sein.

Prämenstruelles Syndrom

SO HILFT AUTOGENES TRAINING

- Die Bauchraumübung sorgt für eine bessere Durchblutung und damit Entspannung des Bauchraums.
- Geeignete Vorsatzformeln können helfen, Stress zu reduzieren und mangelndes weibliches Selbstbewusstsein zu stärken.

Schon Hippokrates kannte es – das Prämenstruelle Syndrom, kurz PMS genannt. Kurz vor, manchmal bis in die Monatsblutung hinein, kann es aufgrund eines veränderten Hormonspiegels zu Beschwerden kommen: Dauerschmerzen in Unterleib und Rücken, krampfartige Schmerzen, Spannungsgefühl in der Brust, Kopfschmerzen, Migräne, Schwindel, niedriger Blutdruck, Blähungen und Durchfall, Akne, geschwollene Beine, Gewichtszunahme, Depressionen, Reizbarkeit und Energiemangel.

Das geschieht im Körper

Neuere Forschungsergebnisse weisen darauf hin, dass beim PMS vor der Menstruation ein Serotoninmangel auftritt, der auch für Depressionen verantwortlich ist. Das erklärt auch den verstärkten Appetit auf Süßigkeiten während dieser Zeit, da in ihnen verstärkt Serotonin enthalten ist, als Versuch der Selbstheilung des Körpers. Die Krämpfe werden durch Hormone, die Prostaglandine ausgelöst. Sie verursachen ein Zusammenziehen der Gebärmutter, um deren Schleimhaut abzustoßen. Gleichzeitig spielen diese Hormone bei der Schmerzauslösung eine Rolle. Anspannung und Stress verändern sehr stark den Prostaglandinehaushalt, die Beschwerden werden ausgeprägter.

So reagiert die Psyche

Entscheidend beim PMS ist auch die psychische Verfassung. Sowohl eine negative Einstellung zum eigenen Körper als auch Stress in der Partnerschaft können die Beschwerden verschlimmern. Sie sollten einmal in Ruhe überlegen, ob Sie da etwas verändern müssen, und sich, falls nötig, Unterstützung holen.

Wärme löst die Verkrampfung

Die Wärmeübung sorgt für eine bessere Durchblutung, Verkrampfungen lösen sich, der gesamte Bauchraum kann sich entspannen.

➤ Treffen Sie die üblichen Vorbereitungen für das Autogene Training: Wählen Sie eine bequeme Sitzhaltung, schließen Sie die Augen, und führen Sie die Grundübung bis zur Bauchraumübung durch. Atmen Sie bewusst langsam und gleichmäßig.

➤ Legen Sie dann eine Hand auf den Bauch, und stellen Sie sich vor, dass Wärme aus der Hand in den Bauch strömt, wodurch sich die Verkrampfungen im Bauchraum lösen können.

➤ Stellen Sie sich bildlich vor, wie das Blut zu strömen beginnt und den Schmerz wegspült, so lange, bis Sie eine Besserung verspüren. Entspannen Sie nun den ganzen Körper, auch die Arme und Hände.

➤ Stellen Sie sich einen Punkt vor, der eine Handbreit über dem Schambein liegt. Atmen Sie ganz entspannt in diesen Punkt hinein. Holen Sie immer wieder tief Luft und atmen ruhig in diesen Punkt hinein. Dann lassen Sie die Energie von diesem Punkt aus in den Bauchraum wirken.

➤ Nach einer Weile legen Sie erneut die Hand auf den Bauch und lassen Wärme von dort in den Bauchraum strömen.

➤ Ruhen Sie sich anschließend aus, entspannen sich mit angenehmer Musik oder schlafen ein bisschen.

➤ Führen Sie in diesem Fall keine Rücknahme durch.

Vorsatzformeln

Im vertieften Ruhezustand erholt sich das gesamte Nervensystem. Der Unterleib ist angenehm warm.

Die Periode geht leicht, Schmerzen sind gleichgültig.

In der Regel bin ich beschwerdefrei.

TIPP

➤ Suggerieren Sie nicht sofortige Beschwerdefreiheit, sondern ein allmähliches Nachlassen der Beschwerden.
Und: Schieben Sie während der Menstruation allen Stress beiseite, und seien Sie egoistisch! Gönnen Sie sich leichte positive Anstrengungen, ausgewogene Ernährung, frische Luft und Entspannung mithilfe des Autogenen Trainings.

Rauchen

SO HILFT AUTOGENES TRAINING

- Die gefühlsmäßige Verbindung zwischen Rauchen, Entspannung und Freiheitsgefühl wird gelöst.
- Stattdessen kann echte Entspannung erfahren werden, die einen hochwertigen Ersatz fürs Rauchen bietet.
- Entzugserscheinungen können abgemildert werden.

TIPP

➤ Machen Sie sich klar, warum Sie mit dem Rauchen aufhören möchten. Was motiviert Sie dazu? Möchten Sie gesund bleiben? Könnten Sie das Geld anders – besser – anlegen? Möchten Sie besser riechen? Möchten Sie auch in Zukunft gesund und gepflegt aussehen?

Die Werbung setzt oft Rauchen mit Entspannung und Freiheit gleich. Diese Botschaft, tausendfach gesehen und gehört, sinkt leicht ins Unbewusste ein. Und genau hier können Sie mit dem Autogenen Training ansetzen. Sie wissen ohnehin längst, dass Sie nach mehreren Zigaretten in Wirklichkeit nicht entspannter sind. Deshalb: Wünschen Sie sich echte Entspannung.

Das geschieht im Körper

Mit dem Rauchen inhalieren Sie bis zu sechshundert verschiedene Stoffe, darunter Nikotin, Blausäure, Kohlenmonoxid, Arsen und Ammoniak. Diese führen – je nach Dosierung – dazu, dass Aufmerksamkeit und Leistungsfähigkeit gesteigert werden. Oder man entspannt sich; Gefühle wie Stress oder Angst werden abgemildert. Unerwünschte Nebenwirkungen des Rauchens sind Husten, Atem- und Magenbeschwerden sowie Kopfschmerzen. Wer mit dem Rauchen aufhört, sieht sich Entzugserscheinungen ausgesetzt. Sie reichen von Nervosität und Unruhe über Konzentrationsmangel bis hin zu Hungergefühlen, Gewichtszunahme, Hitzewallungen sowie Verstopfung.

So reagiert die Psyche

Für Jugendliche ist das Motiv, mit dem Rauchen zu beginnen, »cool« zu sein. Man kann damit so herrlich Unsicherheit verbergen oder Kontaktschwierigkeiten überbrücken. Ist das Rauchen erst einmal zur Gewohnheit geworden, greift die Psyche zunehmend nach dem glimmenden Strohhalm, der scheinbar jederzeit Halt bietet. Rauchen wird nun mit Entspannung – also Stressausgleich – gleichgesetzt. Dabei ist es genau umgekehrt: Erst die negativen Gewohnheiten führen auf Dauer zum Stress.

Zum Abgewöhnen: Pektin statt Nikotin

Die folgende Übung sollten Sie täglich wiederholen:

- Führen Sie die Grundübung des Autogenen Trainings durch.
- Wenn Sie völlig gelöst und gelassen sind, stellen Sie sich vor Ihrem inneren Auge deutlich und in allen Einzelheiten eine Zigarette vor: wie das Nikotin riecht, welche Sorte Sie bevorzugen, in welcher Situation Sie am liebsten rauchen usw.
- Verwandeln Sie nun in Ihrer Vorstellung diese Zigarette in einen Apfel oder ein anderes gesundes Nahrungsmittel, das Sie mögen.
- Führen Sie die Rücknahme durch.

Grüne Waldluft statt blauem Dunst

Alternativ können Sie es mit folgender Übung versuchen:

- Führen Sie die Grundübung bis zur Atemübung durch.
- Im Entspannungszustand stellen Sie sich vor, wie die frische und klare Waldluft in Ihre Lunge strömt. Füllen Sie in Gedanken Ihre Lunge vollständig mit diesem angereicherten Sauerstoff. Vertiefen Sie die Atemübung mit der Formel: »Es atmet mich.«
- Stellen Sie sich weiterhin vor, wie der Sauerstoff in jeden Winkel Ihres Körpers strömt und wie rosig die Haut durchblutet wird.
- Stellen Sie sich vor, wie Sie ab jetzt Ihrer Lust auf eine Zigarette dieses Bild entgegensetzen; führen Sie die Rücknahme durch.

Vorsatzformeln

Ich atme ruhig ein und aus, Rauchen ist mir völlig egal.

Ich bin stolz auf mich, weil ich das Rauchen besiegt habe. Andere Dinge sind mir wichtiger als das Rauchen.

Rauchen ist unwichtig, ich bin frei und satt.

Schlafstörungen

SO HILFT AUTOGENES TRAINING

- Bei konsequenter Anwendung ist die Grundübung ausreichend, um erholsamen Schlaf zu finden.
- Außerdem wird eine neue – entspanntere – Einstellung zum Schlafen gefunden.

TIPP

➤ Verabschieden Sie sich von Problemen, die Sie tagsüber nicht lösen konnten. Denken Sie lieber daran, was Sie Positives verwirklichen möchten. Außerdem ist intensive körperliche Betätigung am Tag hilfreich, ebenso ein warmes Bad oder ein warmes Glas Honigmilch vor dem Zubettgehen. Es kann außerdem helfen, wenn Sie immer zur gleichen Zeit schlafen gehen.

»Der Schlaf ist wie eine Taube, man muss nur die Hand ausstrecken. Greift man aber nach ihr, so fliegt sie davon«, sagte treffend der Schweizer Nervenarzt Paul Dubois. Anders gesagt: Wir können uns nicht zwingen zu schlafen. Normalerweise geschieht das ganz von selbst. Auf Spannung folgt Entspannung und umgekehrt. Klappt das jedoch nicht (mehr), kann Autogenes Training helfen.

Das geschieht im Körper

Jeder Mensch hat einen ganz eigenen Schlafrhythmus, wobei etwa in zweistündiger Folge leichte und tiefe Schlafphasen einander abwechseln. Geht man daher zu einer unüblichen Zeit ins Bett, kann man Probleme bekommen, weil dieser Schlafrhythmus durcheinander gerät. Kommt das häufiger vor, kann sich der Körper nicht ausreichend erholen – man ist tagsüber müde. Außerdem gibt es die Idealvorstellung von acht Stunden Schlaf, möglichst in der Zeit zwischen 22 und 6 Uhr. Diese führt bei manchen Zeitgenossen dazu, dass sie zwanghaft an dieser Zeit festhalten. Dabei braucht der eine Mensch mehr, der andere wesentlich weniger Schlaf. Frauen brauchen in der Regel mehr Schlaf als Männer und sollten sich das auch gönnen.

So reagiert die Psyche

Ist ein Mensch schlafgestört – das können Ein- ebenso wie Durchschlafstörungen sein –, so führt das meist in einem Teufelskreis dazu, dass er dem Schlafen besondere Aufmerksamkeit widmet und durch diese Fixierung erst recht nicht mehr (ein-) schlafen kann. Daher besteht die Lösung darin, dass Schlafen ganz egal ist. Noch niemand ist an Schlaflosigkeit gestorben!

Einschlafübung

Lassen Sie Probleme, die Sie wach halten, einfach schrumpfen.

➤ Führen Sie die Grundübung durch, bis Sie ganz entspannt sind.

➤ Stellen Sie sich vor, wie Sie sich in Ihrem Bett einkuscheln. Sehen Sie vor Ihrem inneren Auge, wie Sie in Ihrem Zimmer in Ihrem Bett in Ihrer Wohnung liegen, wie klein Sie sich in Ihrer Stadt, Ihrem Dorf, in der Landschaft befinden, wie Sie in Ihrem Land ruhen, wie Sie sich auf der Erdkugel ganz winzig ausnehmen und vom Weltraum aus überhaupt nicht mehr zu sehen sind.

➤ Ist Ihr Problem noch so groß, dass Sie nicht schlafen können?

Durchschlafübung

Falls Sie nicht durchschlafen können, hilft folgende Übung:

➤ Führen Sie die Grundübung des Autogenen Trainings durch.

➤ Falls Sie dabei noch nicht eingeschlafen sind, ziehen Sie Ihre Gedanken von den Geschehnissen des Tages ab, und lenken Sie sie auf folgendes Bild: Sie liegen am Strand und beobachten die Wellen des Meeres. Wenn sie heranrollen, bringen Sie Ihnen Frische und Entspannung. Wenn sie sich zurückziehen, nehmen Sie sich im Kreis drehende Gedanken sowie alle Spannungen mit sich fort.

Vorsatzformeln

Einschlafen: Die Augen sind müde und schwer. Ich gleite ganz von selbst in einen erholsamen Schlaf. Der Schlaf wird von selbst gesteuert und ist mir daher ganz egal.

Durchschlafen: Liebevoll lasse ich den Tag los und gleite in den Schlaf mit der Gewissheit, dass der morgige Tag für sich selbst sorgen wird. Am Morgen wache ich erfrischt auf.

Auf der CD
Track 5

Schmerz

Gehören Sie zu den etwa 7,5 Millionen Schmerzgeplagten hierzulande? Dann wissen Sie sicherlich bereits, in welch starkem Maß Schmerzen von äußeren Faktoren abhängig sind. Bei Ablenkung können sie abnehmen, während Angst sie verstärkt. Das bedeutet, dass Sie sehr gut selbst etwas gegen Ihre Schmerzen unternehmen können: durch Autogenes Training.

SO HILFT AUTOGENES TRAINING

- Die Grundübung in Verbindung mit einer wirksamen Formel unterbricht die Bahn, die empfundenen Schmerz und Thalamus verbindet. Der Thalamus verarbeitet den Schmerz im Gehirn. Wird die Nervenbahn dorthin unterbrochen, kann der Schmerz wahrgenommen, aber nicht verarbeitet werden. Er äußert sich dann eher als ein neutrales Gefühl, man leidet nicht mehr darunter.

Das geschieht im Körper

Akute Schmerzen haben eine lebenswichtige Funktion. Sie machen auf eine Verletzung aufmerksam, sodass rasch Hilfe einsetzen kann. Heilt die Verletzung, verschwindet der Schmerz. Durch stetig wiederkehrende Schmerzsignale können sich aber auf Dauer die Nervenzellen so verändern, dass sich der Schmerz verselbstständigt. Viele greifen dann zu Schmerzmitteln, die bekanntermaßen Nebenwirkungen und den Effekt der Gewöhnung haben. Viele körperliche Leiden wie Rheuma oder Tumorerkrankungen gehen mit Schmerzen einher. Die Grunderkrankung gehört natürlich in ärztliche Hand, aber auf die Schmerzen sollten Sie mit Autogenem Training Einfluss nehmen.

So reagiert die Psyche

Auf einen psychischen Ursprung der Schmerzen lässt sich schließen, wenn sie wandern: Kaum behandelt, tauchen sie an anderer Stelle wieder auf. Sie können der Entlastung in einem Konflikt dienen oder ausdrücken, dass der Körper gegen ein Verhaltensmuster wie Leistungsbesessenheit oder Bewegungsmangel rebelliert. Schmerzen können auch erlernt sein; so reagiert man in manchen Familien mit Kopfschmerzen auf Konfliktsituationen.

TIPP

➤ Da Angst den Schmerz verstärkt, gehen Sie zunächst mit Vorsatzformeln gegen die Angst an. So lockern sich die Verkrampfungen, die Energie kann wieder frei fließen – und der Schmerz nimmt ab.

Schmerz in Wärme verwandeln

Mit folgender Übung können sich aufgrund der tiefen Ruhe des Nervensystems Verspannungen lösen und die Schmerzen in Wärme verwandeln. Je öfter Sie üben, umso eher werden Sie Erfolge erzielen. Und haben Sie erst einmal einen positiven Effekt erreicht, können Sie ihn immer schneller und umfassender wiederholen.

➤ Machen Sie die Grundübung des Autogenen Trainings.

➤ Stellen Sie sich den Schmerz ganz genau vor: Wie sieht er aus? Welche Farbe hat er? Ist er groß oder klein? Was teilt er Ihnen mit?

➤ Legen Sie dann Ihre warme Hand auf die schmerzende Stelle. Unter der Hand spüren Sie wohltuende Wärme, Entspannung und gesteigerte Durchblutung. Stellen Sie sich vor, wie sich die Schmerzen langsam in Wärme verwandeln.

➤ Führen Sie dann die Rücknahme durch.

Vorsatzformeln

Schmerz allgemein: Ich bin und bleibe ruhig und frei von Angst und Schmerz.

Die Entspannung ist wichtiger als der Schmerz.

Alle Verspannungen und Stauungen lösen sich. Der Körper wird ganz angenehm gelöst und schmerzfrei.

Der Schmerz löst sich langsam auf und schmilzt.

Nach Operationen: Der Schmerz geht vorbei, ich weiß es.

Zahnschmerzen: Der Mund ist angenehm kühl, die Schmerzen schmelzen.

Anmerkung: Bei äußeren Schmerzen, die Haut, äußere Schleimhäute oder Zähne betreffen, sollte Kühle suggeriert werden, bei inneren Schmerzen hilft eher Wärme als Vorsatz.

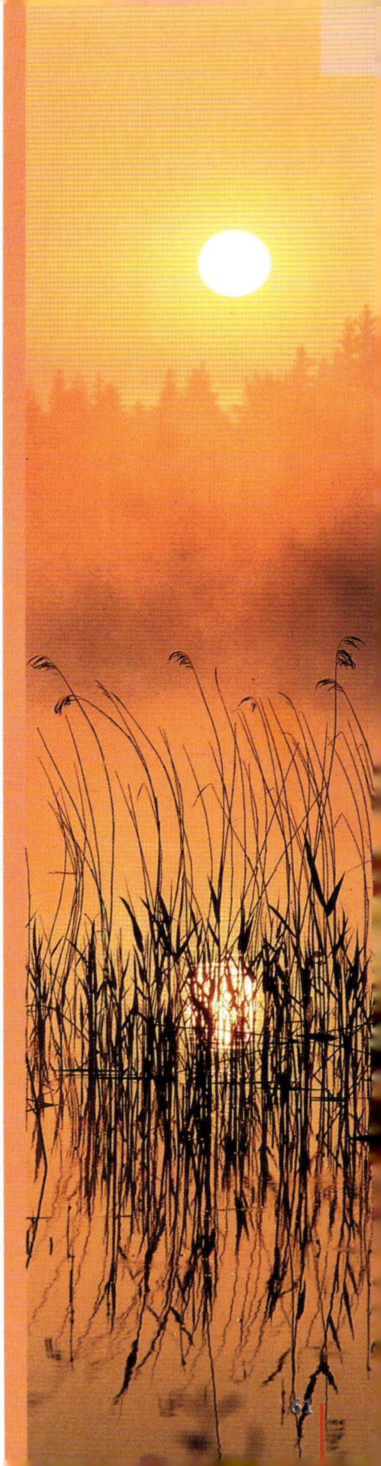

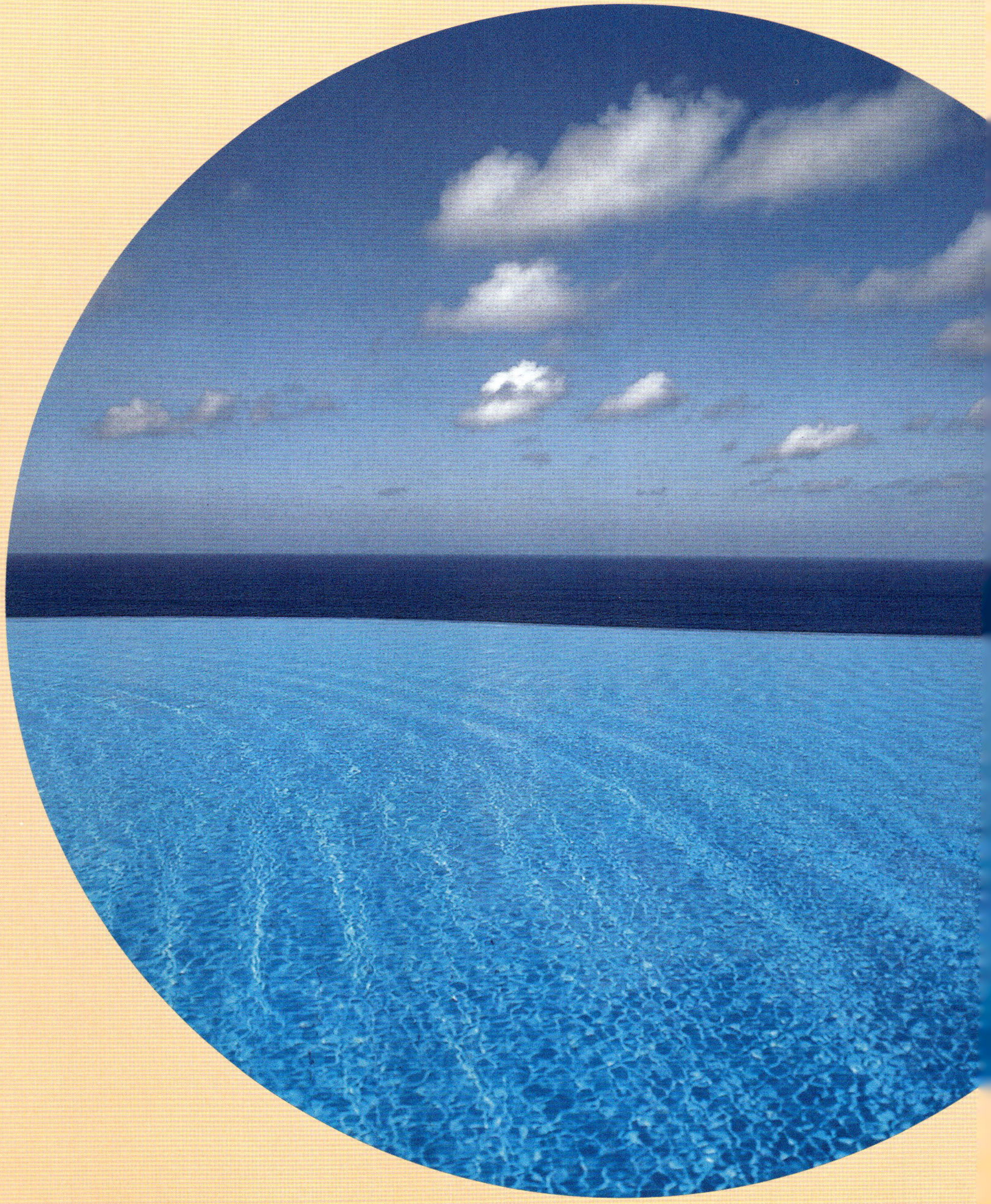

ÜBUNGEN FÜR KRAFT UND ERFOLG

Das Autogene Training hilft nicht nur bei körperlichen Beschwerden. Sie können es darüber hinaus zur kreativen Lebensgestaltung einsetzen. Dazu gehört zuallererst einmal der Stressabbau, um Freiräume für Neues zu schaffen. Dann können Sie Ihre Lern- und Leistungsfähigkeit steigern und Ihr Selbstbewusstsein gezielt stärken. Auch die Kreativität gehört zu einer erfolgreichen Lebensplanung – und nicht zuletzt der konstruktive Ausblick in die erfolgreiche und lebenswerte Zukunft, die Sie sich wünschen.

Stress adieu!

DIE ÜBUNG HILFT IHNEN, ...

- länger leistungsfähig und fit zu bleiben.
- dem Körper die notwendigen Ruhepausen zu verschaffen, um das Immunsystem zu stärken.
- Abstand zu Stressfaktoren zu gewinnen sowie innere Unruhe und Angst zu neutralisieren.

Normalerweise verlangt der menschliche Körper nach zirka anderthalb bis zwei Stunden eine Pause, um sich zu regenerieren. Man möchte sich plötzlich recken und strecken, muss herzhaft gähnen, hat Appetit auf Süßes oder einen kleinen Imbiss, schweift gedanklich ab. Werden diese Signale nicht beachtet und kommt vielleicht noch ein Dauerstress hinzu, weil wir uns zu viel vornehmen oder unsere Ansprüche in eine falsche Richtung lenken, so schüttet der Körper vermehrt »Stresshormone« wie Adrenalin und Noradrenalin aus, die leistungssteigernd wirken und es ihm ermöglichen, trotzdem weiterzuarbeiten. Wiederholt sich dies häufiger oder sogar langfristig, kommt es zu Stress, der Körper baut ab. Und dies wirkt sich langfristig auf unsere Leistungsfähigkeit aus. Deshalb sind regelmäßige Kurzpausen sinnvoll.

TIPP

➤ Wenn Sie intensiv arbeiten, sollten Sie alle 90 bis 120 Minuten eine kurze Pause mithilfe des Autogenen Trainings einlegen, damit Geist und Körper wieder miteinander in Harmonie kommen können.

So hilft das Autogene Training

Nehmen Sie inmitten von Stress, Hektik und den großen oder kleinen Problemen des Alltags hin und wieder einige Minuten Kurzurlaub für Körper, Geist und Seele. Denn schon kurze Momente der inneren Erholung reinigen die Fenster der Wahrnehmung, bringen Abstand zu den Problemen des Tages und zeigen damit eine neue Perspektive auf, aus der Sie die Welt wieder gelöst und klar sehen können. Auch während längerer Autofahrten auf dem Parkplatz oder bei Unruhezuständen und Konzentrationsstörungen in Prüfungen versprechen die Minipausen schnelle Regeneration.
Indem Sie das Autogene Training regelmäßig anwenden, stellen Sie sich immer mehr auf Ruhe ein, und Sie werden sich immer seltener ärgern oder aufregen.

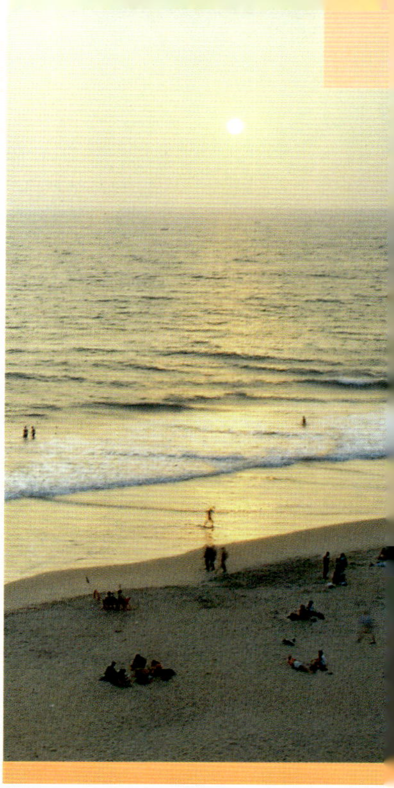

Grundübung: Stressabbau

Eine sehr einfache und gleichzeitig effektive Übung, um Stress abzubauen, ist die folgende:

➤ Führen Sie die Grundübung des Autogenen Trainings durch.

➤ Stellen Sie sich vor, wie Sie mit jedem Atemzug strahlende orangefarbene Energie in sich aufnehmen und wie Sie während des Ausatmens dunkelgraue, energielose Luft wieder ausatmen.

➤ Spüren Sie in sich hinein, und stellen Sie sich nun vor, wie Sie mit jedem Ein- und Ausatmen immer wacher und frischer werden.

➤ Führen Sie die Rücknahme durch.

Ein Ort der Ruhe und Entspannung

In Zeiten, in denen Sie sich unruhig und gehetzt fühlen, können Sie sich innerlich einen Ort der Ruhe und Entspannung schaffen, an dem Sie sich mehrmals täglich kurz erholen können.

➤ Machen Sie die Grundübung des Autogenen Trainings.

➤ Erinnern Sie sich an einen Platz, der Ihnen Frieden, Schönheit und Harmonie vermittelt hat. Versetzen Sie sich mit allen Sinnen dorthin. Was hören Sie? Was spüren, sehen, riechen Sie?

➤ Führen Sie dann die Rücknahme durch.

Auf der CD
Track 2

Vorsatzformeln

Grundübung: Im gelassenen Zustand finde ich die Lösung für mein Problem. Ich fühle mich erfrischt und erlebe den Tag entspannt und im Gleichgewicht. Nach der Übung fühle ich mich frisch und erholt.

Ein Ort der Ruhe: Ich bin erholt, fühle mich frisch und wach. Nach der Übung bin ich erfrischt und munter.

Steigern Sie Ihre Konzentration

DIE ÜBUNG HILFT IHNEN, ...

- Ihre Aufmerksamkeit auf ein Ziel zu lenken, um es schneller zu erreichen.
- auch ermüdende Aufgaben wach und konzentriert zu meistern.
- gedanklich nicht abzuschweifen.

Auf der CD Track 3

TIPP

➤ Motivieren Sie sich selbst, indem Sie sich fragen: Was an der vor mir liegenden Aufgabe ist für mich besonders wichtig oder interessant? Wie bringt mich diese Aufgabe im Leben voran? Inwiefern bessert sich meine Lebenssituation, indem ich sie bewältige?

Haben Sie schon einmal eine Katze beobachtet, die vor einem Mauseloch sitzt oder sich an ihre Beute heranschleicht? Sie ist dabei völlig konzentriert, ihre Wahrnehmung richtet sich ausschließlich auf das Objekt, innere und äußere Reize werden ausgeschaltet. Nur ein sehr starker Reiz kann die Fixierung lösen. Sowohl Menschen als auch Tiere besitzen diese Fähigkeit zur ausschließlichen Konzentration. Aber ein Tier kann bewusst keine Auswahl treffen, das können erst wir Menschen. Und deshalb sind wir auch in der Lage, Konzentration zu lernen.

So hilft das Autogene Training

Während wir das Autogene Training praktizieren, ist unsere Konzentrationsfähigkeit automatisch gesteigert, und trotzdem befinden wir uns in einem tiefen Entspannungszustand. Das klingt zwar paradox, ist es aber nicht. Falls Sie einem intensiven Hobby nachgehen, kennen Sie sicher das Gefühl, konzentriert bei der Sache zu sein und sich trotzdem zu erholen. Und mit der regelmäßigen Anwendung des Autogenen Trainings lernen Sie, diese Fähigkeit zu steuern und auszubauen.
Ähnlich einem Weitspringer, der sich erst einmal mit dem Körper nach hinten beugt, bevor er Anlauf nimmt und mit aller Kraft auf sein Ziel zusteuert, können auch Sie sich besser anspannen und konzentrieren, wenn Sie zuvor kurz aktiv entspannt haben. Auch zwischendurch sollten Sie bei ermüdenden Aufgaben immer wieder kurz entspannen. Das tun Sie, indem Sie mithilfe des Autogenen Trainings den Körper lockern und Ihre Aufmerksamkeit zunächst nach innen und anschließend auf die zu bewältigende Aufgabe richten.

Konzentrative Kraft sammeln

Um sich zu konzentrieren, muss Ihr Kopf in Leistungsbereitschaft versetzt sein, während der übrige Körper ganz entspannt bleibt.

➤ Führen Sie die Grundübung bis zur »kühlen Stirn« durch.

➤ Wählen Sie im entspannten Zustand einen Gegenstand im Raum aus, der Ihre Aufmerksamkeit anzieht. Legen Sie ihn neben sich, und betrachten Sie ihn genau.

➤ Schließen Sie die Augen, und versuchen Sie, sich den Gegenstand nun in allen Einzelheiten vorzustellen: seine Farbe und Größe, seine raue oder glatte Oberfläche, seine Temperatur ...

➤ Lassen Sie ihn vor einem dunklen Hintergrund hell erscheinen, und richten Sie Ihre Gedanken ganz auf diesen Gegenstand aus.

➤ Spüren Sie die konzentrative Kraft, mit der Sie sich diesem Gegenstand widmen, und formulieren Sie gedanklich, dass Sie diese Konzentration nach der Rücknahme auf Ihre zu bewältigende Aufgabe richten werden. Immer, wenn Sie diesen Gegenstand später betrachten, werden Sie an diese Konzentration erinnert.

➤ Dann stellen Sie sich vor, wie Sie neugierig an Ihre Aufgabe herangehen. Und malen Sie sich aus, welches Ziel Sie mit Ihrer Aufgabe verbinden (Geld verdienen, kreativ sein, Spaß haben etc.).

➤ Lassen Sie nun Bilder der Konzentration aufsteigen: einen Sportler, der konzentriert am Start steht, oder einen Schachspieler, der seine volle Aufmerksamkeit auf das Schachbrett richtet.

➤ Dann führen Sie die Rücknahme durch.

Vorsatzformeln

Meine Gedanken bleiben beim Thema.

Das Lernen geht leicht.

Mein Gedächtnis behält das Wesentliche.

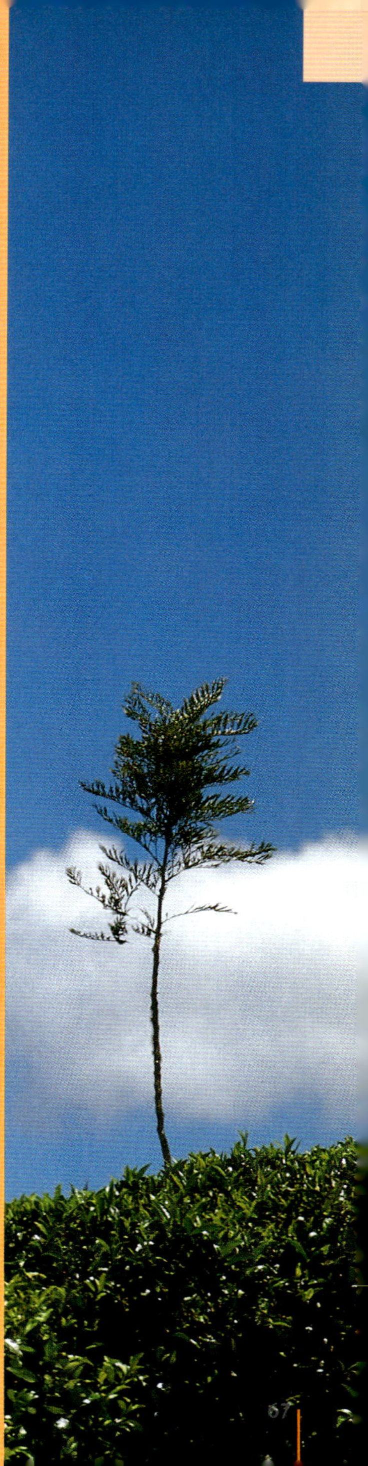

Leistungs- und Lernblockaden überwinden

DIE ÜBUNG HILFT IHNEN, ...

- Angst, Druck und Stress vor Prüfungen oder wichtigen Gesprächen abzubauen.
- mehr Gelassenheit und Vertrauen zu gewinnen.
- sich entspannt und erfolgreich auf eine Prüfung vorzubereiten.

TIPP

➤ Achten Sie bei den Formeln genau auf die Wortwahl. Sonst kann es Ihnen ergehen wie einem Patienten, der die Vorsatzformel »Die Prüfung ist völlig gleichgültig« verwendete. Befragt, wie denn die Prüfung verlaufen sei, antwortete er: »Die Prüfung ist mir völlig egal, ich bin gar nicht hingegangen.«

Hinter Leistungsblockaden steckt in der Regel Angst. Zwar fördert eine leichte Spannung die Konzentration, steigt die Spannung unter Druck und Stress aber stark an, kann es sein, dass die Nervenströme blockiert werden. Auf der körperlichen Ebene kann das Magenschmerzen und durchfallartige Entleerungen auslösen. Manchmal ist ein tiefer sitzendes Autoritätsproblem die psychische Ursache und bedarf einer psychotherapeutischen Behandlung. Ist die Störung jedoch nicht allzu ausgeprägt, verspricht das Autogene Training ausgezeichnete Erfolge.

Lernblockaden finden sich oft bei Menschen, die viel zweifeln und nach Perfektionismus streben. Da solche Menschen dazu neigen, immer wieder alles neu zu überprüfen, kommen sie oft nur schwer oder gar nicht zu einem Ergebnis. Im Extremfall sträuben sie sich sogar, überhaupt etwas zu lernen.

So hilft das Autogene Training

Sozusagen als Gegenmittel zu Druck und Stress gewinnen Sie durch das Autogene Training mehr Ruhe, Gelassenheit, Vertrauen und damit eine andere Einstellung zu Lernen und Leistung. Mithilfe von Vorsatzformeln können Sie dem Lernen sogar einen »Lusteffekt« entlocken, indem Sie nach interessanten Aspekten Ausschau halten, über die Sie gern mehr erfahren möchten. Außerdem können Sie mithilfe des Autogenen Trainings Ihre Vorstellungskraft entwickeln und anwenden, um Zweifel sowie einen übermäßigen Willen – häufige Ursachen von Lern- und Leistungsblockaden – abzumildern und in die rechten Bahnen zu lenken.

Locker und gelassen bleiben

Bei langfristigen Vorbereitungsphasen vor Prüfungen, aber auch beim täglichen Lernen hat sich das folgende Vorgehen bewährt:

➤ Bevor Sie zu arbeiten oder zu lernen beginnen, schalten Sie eine vierminütige gezielte Entspannungsphase des Autogenen Trainings ein, und beenden Sie diese mit der Vorsatzformel:

Ich bin jetzt leistungsfähig.

➤ Wenn Sie zwischendurch beim Lernen feststellen, dass Ihre Gedanken abschweifen, schalten Sie eine vierminütige Tiefenentspannung dazwischen, die Sie mit der Suggestion beenden:

Ich bin erfolgreich.

➤ Stellen Sie sich dann kurz mithilfe eines inneren Bildes vor, wie Sie die geforderte Leistung gelungen bewältigt haben. Das motiviert Sie, wodurch Sie Ihre Gedanken sammeln und sich besser konzentrieren können.

➤ Beginnen Sie drei Wochen vor einer Prüfung mit der Formel:

In der Prüfung bin ich ruhig und gelassen.

Ich verfüge in der Prüfung über mein erlerntes Wissen.

➤ Nach jeder einzelnen oben beschriebenen Übung folgt natürlich wie immer die Rücknahme.

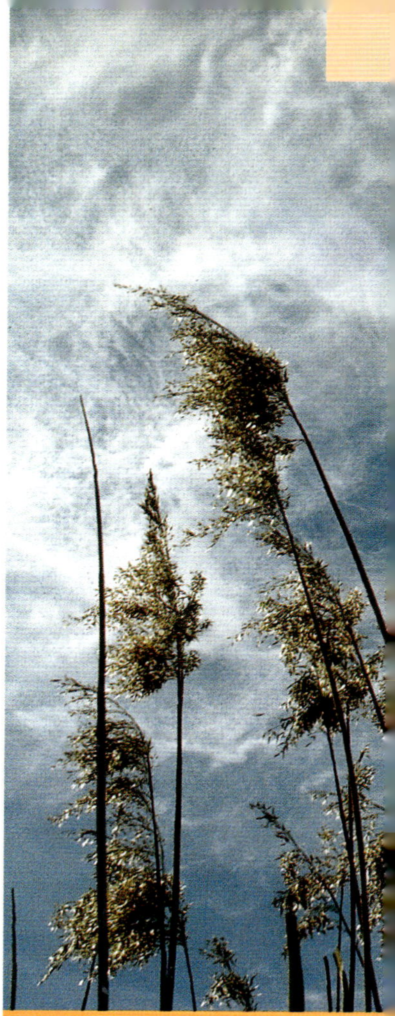

Vorsatzformeln

Konzentriert und aufmerksam präge ich mir alles Wichtige ein.

Lernen geht leicht.

Das Lernen geht wie von selbst.

Die Kreativität wecken

DIE ÜBUNG HILFT IHNEN, ...

- das Potenzial zu wecken, das in Ihnen steckt.
- verstärkt die rechte Gehirnhemisphäre zu aktivieren, die für Intuition und Kreativität zuständig ist.
- regelmäßig schöpferische Pausen einzulegen.

Kreativ kann nur sein, wer mit einer gewissen Unbekümmertheit an eine Aufgabe herangeht, die Gedanken frei fließen lässt, ohne sie zu zensieren, und für das vor ihm Liegende eine gewisse Faszination aufbringt. Sie haben sicher schon einmal beobachtet, wie versunken Kinder beim Spielen sind und wie viele Einfälle sie haben. Spielerisch mit einer Aufgabe umzugehen fördert auch Ihre kreativen Fähigkeiten. Vadim S. Rotenberg, ein russischer Arzt und Hirnforscher, hat 1982 herausgefunden, dass Kinder in ihren ersten Lebensjahren vorwiegend in der rechten Hirnhemispäre wahrnehmen, das heißt, sie denken ganzheitlich, bildlich und kreativ. Später werden sie dazu erzogen, immer mehr linkshemisphärisch, also logisch und linear zu denken. Um die rechte Hemisphäre wieder verstärkt einzubeziehen und damit kreativer zu werden, bedarf es beim Erwachsenen einer »schöpferischen Pause«: Er muss zwischendurch einfach mal abschalten, um der rechten Hirnhälfte die Gelegenheit zu geben, aktiv zu werden.

So hilft das Autogene Training

Denken wir zu rational und logisch, schränken wir damit unsere spontanen Einfälle, Ideen und Anregungen ein. Unter Druck beispielsweise greifen wir eher auf bekannte Denkmuster zurück. Tiefe Entspannung wie beim Autogenen Training entlastet uns jedoch, die rechte Hirnhälfte kann wieder aktiv werden, was sich zum Beispiel nachts im Traum äußert. Das Ergebnis überprüft dann wiederum die linke Hirnhälfte hinsichtlich ihres Realitätsgehaltes. Dieser Vorgang ist messbar, denn im entspannten Zustand produziert unser Gehirn Alpha-Wellen.

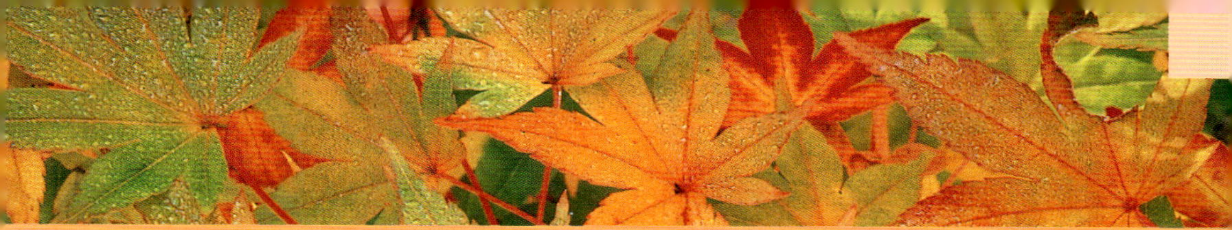

Lassen Sie die rechte Gehirnhälfte für sich arbeiten

Lassen Sie Ihr Gehirn für sich arbeiten, indem Sie schöpferische Pausen einlegen.

- Füttern Sie Ihr Gehirn mit allem Wissenswerten und allen Erfahrungen zu einem Thema.
- Dann lassen Sie los und machen etwas ganz anderes: Hören Sie Musik, oder gehen Sie spazieren. Damit lassen Sie die rechte Hirnhälfte für sich arbeiten.
- Sie können auch bewusst träumen, nachdem Sie sich mit einem Thema beschäftigt haben: Nehmen Sie sich in der Entspannung des Autogenen Trainings vor, zu Ihrem Thema etwas zu träumen. Legen Sie Stift und Papier neben das Bett. Wenn Sie dann aufwachen, schreiben Sie sofort alle Trauminhalte und Einfälle auf.

Kreative Einfälle wecken

Beim Autogenen Training wechselt die linke sich mit der rechten Gehirnhälfte ab. Das allein fördert schon die Kreativität.

- Führen Sie die Grundübung des Autogenen Trainings durch.
- Lassen Sie ein inneres Bild aufsteigen.
- Überlegen Sie nun, was dieses Bild mit dem zu tun haben könnte, was Sie sich vorgenommen haben.
- Führen Sie die Rücknahme durch.

Vorsatzformeln

Interessante Gedanken kommen auf mich zu.

Mein innerer Künstler hilft mir mit Einfällen.

Ich lasse kreative Ideen in mir aufsteigen.

TIPP

- Schaffen Sie sich mithilfe des Autogenen Trainings einen »inneren Raum«, aus dem heraus Sie kreieren, also Neues hervorbringen können.

Selbstvertrauen gewinnen

DIE ÜBUNG HILFT IHNEN, ...

- gelassener und selbstbewusster zu werden.
- Dinge, die Sie sich vornehmen, auch zu schaffen.
- Selbstvertrauen zu gewinnen und damit den Alltag besser zu meistern.

Um gut im Leben zurechtzukommen, sollten Sie sich für sich selbst und andere einsetzen sowie Ihre Gefühle nicht nur spüren, sondern auch adäquat mit ihnen umgehen können. Außerdem sollten Sie in der Lage sein, den nötigen Abstand zu Problemen herzustellen, um entspannt und konstruktiv an Schwierigkeiten heranzugehen. Die gelassene Einstellung ist dabei maßgeblich, Ärger und Wut verstellen jedoch häufig den Weg dafür, die bestmögliche Lösung zu finden. Dabei kann es sich um aggressiv ausgelebte Wut ebenso handeln wie um unterdrückte Aggressionen, die sich gegen einen selbst richten und sich nach außen hin eher in Antriebslosigkeit und mangelndem Selbstvertrauen zeigen.

Auf der CD
Track 4

So hilft das Autogene Training

Affekte wie Wut und Zorn entstehen im Zwischenhirn, wo sich gleichzeitig eine Art Schaltstelle befindet, an der körperliche Reaktionen und Gefühle miteinander verknüpft werden.
Da die Körperübungen des Autogenen Trainings – nämlich die Schwere-Wärme-Übung – hier ebenfalls ihren Ansatzpunkt haben, kann man auch im umgekehrten Sinn über die Körperreaktionen seine Gefühle positiv beeinflussen.
Wird das Autogene Training regelmäßig angewendet, werden Sie automatisch gelassener und gewinnen damit Abstand zu Problemen. Affekte lösen sich nach Meinung von Prof. Schultz mit der Zeit praktisch auf. Insgesamt werden Sie ausgeglichener und gewinnen an Selbstvertrauen, wobei das meistens den Menschen in Ihrer Umgebung zuerst auffällt. Untersuchungen haben ergeben, dass viele Bettnässerkinder aufhören einzunässen, wenn die Mutter das Autogene Training erlernt.

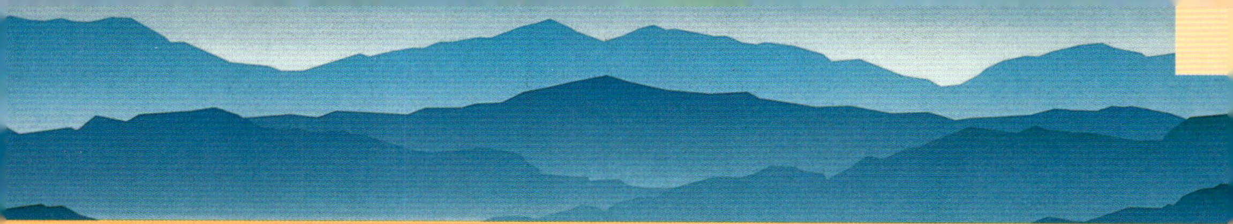

Teilentspannung, um Wut loszulassen

Steigt Ärger hoch, ist es oft zu spät, die typische Übungsform des Autogenen Trainings durchzuführen. Hier hilft die Teilentspannung.

➤ Atmen Sie so langsam wie möglich aus, und entspannen Sie gleichzeitig den Schultergürtel, indem Sie die Schultern nach unten sinken lassen. Dadurch gelangen Sie automatisch in einen Entspannungszustand. Verwenden Sie dazu die Vorsatzfomel:

> Schultern schwer, ich bin ganz ruhig.

➤ In diesem Fall erfolgt keine Rücknahme!

TIPP

➤ Die Teilentspannung können Sie sogar im Stehen ausführen. Dazu lehnen Sie sich an eine Wand, grätschen Ihre Beine ein wenig, um einen festen Stand zu haben, neigen den Kopf leicht nach vorn und lassen die Arme locker baumeln.

Sie sind Ihr eigener Boss

Indem Sie die Verantwortung für Ihr Leben in die eigenen Hände nehmen, wird sich Ihr Leben in der gewünschten Weise verändern. Die Gefühle dazu werden sich Ihrer Vorstellungskraft unterordnen.

➤ Führen Sie die Grundübung des Autogenen Trainings durch.

➤ Stellen Sie sich nun den Begriff Verantwortung als eine große Kugel vor, die mit orangefarbenem Licht gefüllt ist und die Sie in den Händen halten. Sie sind erstaunt, wie sich diese Kugel anfühlt, sie ist gar nicht schwer, sondern es ist eher ein angenehmes Gefühl, die Energie, die von der Kugel ausgeht, zu spüren, die sich mehr und mehr auf Sie überträgt.

➤ Es folgt die Rücknahme.

Vorsatzformeln

Ich bin für mein eigenes Leben verantwortlich und gestalte es nach meinen Wünschen.

Ich denke klar und bin gelassen.

Mehr Erfolg im Leben

DIE ÜBUNG HILFT IHNEN, ...

- Ihr Lebensglück selbst in die Hand zu nehmen, denn Ihr Erfolg beginnt in Ihrem eigenen Kopf.
- sich selbst treu zu bleiben und nicht andere nachzuahmen, sich zu entspannen und einfach Sie selbst zu sein.
- etwas zu tun, während Sie gelassen auf den Erfolg warten.
- innere Unruhe und Angst zu neutralisieren.

Erfolg bedeutet, seine persönlichen Ziele zu erreichen. Und diese unterscheiden sich von Mensch zu Mensch. Wichtig ist aber in jedem Fall, dass Sie sich bewusst machen, dass Sie alles, was Sie für den Erfolg brauchen, bereits in sich tragen. Der Schlüssel dazu liegt in Ihrem Unterbewusstsein. Voraussetzung für den Erfolg ist, dass Sie an sich selbst glauben und davon überzeugt sind, dass Sie ihn verdienen und mit Sicherheit haben werden. Stellen Sie die Ansprüche an sich, die Ihren gegenwärtigen Möglichkeiten entsprechen. Stecken Sie Ihre Ziele höher, so müssen Sie mit Hindernissen rechnen, aber die gehören nun mal dazu. Wenn Sie die Hindernisse als Herausforderung und Möglichkeit zum Lernen betrachten und die Ziele realistisch sind, dann können Sie auch erfolgreich sein – es liegt in Ihrer Hand!

TIPP

➤ Um erfolgreich zu sein, setzen Sie sich ein klares, aber erreichbares Ziel. Beschreiben Sie es für sich auf einem Blatt Papier. Dann visualisieren Sie Ihr Ziel im entspannten Zustand des Autogenen Trainings. Automatisch werden Sie mehr Möglichkeiten wahrnehmen, die Ihnen bei der Verwirklichung helfen können.

So hilft das Autogene Training

Da Erfolg mit der Vorstellung von Erfolg beginnt, setzt hier das Autogene Training an. Sie versetzen sich mithilfe der Übungen in einen hypnoseähnlichen Zustand und programmieren sich selbst auf Ihren Erfolg hin. Das klappt nicht von heute auf morgen, sondern nur, wenn Sie regelmäßig üben. Um die Botschaften fest in Ihrem Unterbewusstsein zu verankern, sollten Sie von einer Übungszeit von mindestens drei Wochen ausgehen. Je länger Sie üben, umso wirkungsvoller ist natürlich das Autogene Training. Probieren Sie es aus: Suchen Sie sich ein realistisches Ziel, und dann üben Sie! Die passenden Vorsatzformeln können Sie dabei unterstützen. Auch Ihr Selbstbewusstsein wird auf diese Weise gestärkt, denn Sie werden sich Ihrer selbst und Ihrer Ziele mehr bewusst. Und jeder Erfolg bestärkt es zusätzlich.

Mit mehr Selbstbewusstsein zum Erfolg

Diese Übung führt Sie in Ihre erfolgreiche Zukunft.

- Führen Sie die Grundübung des Autogenen Trainings durch.
- Stellen Sie sich vor, wie Sie in drei Monaten leben werden. Wie sehen Sie aus? Wo befinden Sie sich? Wer ist bei Ihnen?
- Stellen Sie sich vor, wie Sie in einem Jahr leben werden. Was hat sich bis dahin verändert? Was haben Sie neu hinzugewonnen?
- Stellen Sie sich vor, was Sie in fünf Jahren erreicht haben werden, wenn alles gut läuft. Was hat sich grundlegend verändert?
- Sehen Sie sich selbst als schönen, erfolgreichen Menschen. Wie sehen Sie aus, wenn Sie alles erreichen, was Sie sich vornehmen? Wie ist Ihre Ausstrahlung? Stellen Sie sich Ihre Gesichtszüge vor. Welche Kleidung tragen Sie? Wer ist bei Ihnen? Wichtig dabei ist, dass Sie sich nicht an Vorgaben aus dem Fernsehen oder Illustrierten orientieren, sondern Ihre ganz eigene Vorstellung entwickeln.
- Nehmen Sie dieses Bild von sich mit, wenn Sie nun die Rücknahme durchführen.

Vorsatzformeln

Ich bin selbstbewusst und gönne mir meinen Erfolg.

Jeden Tag verbessere ich mein Leben.

Mein Ziel erreiche ich dann, wenn es gut für mich ist.

Zum Schluss noch eine Anregung, wie Sie Ihre Übungen des Autogenen Trainings erfolgreich intensivieren können. Verwenden Sie bei jeder Übung die Vorsatzformel:

Mit jeder Übung des Autogenen Trainings komme ich tiefer und schneller in einen Entspannungszustand.

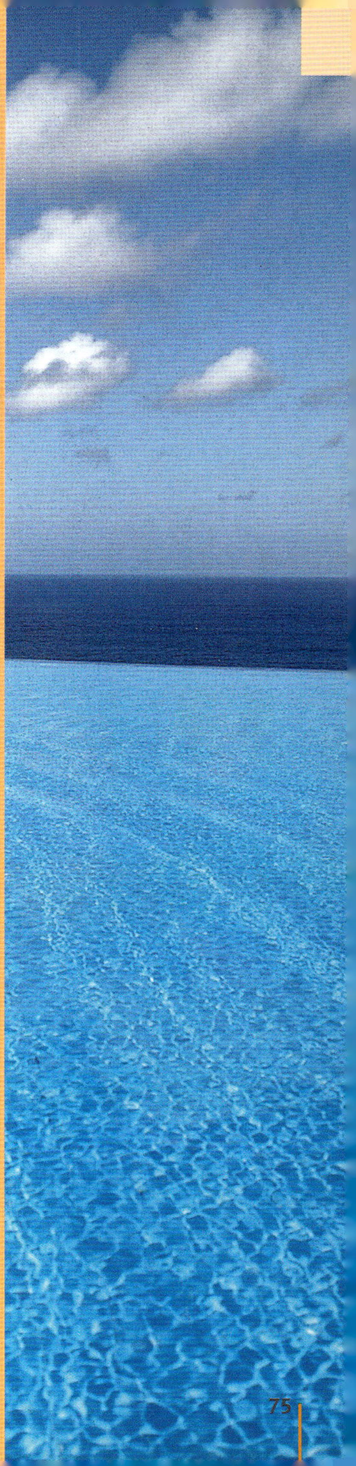

Sachregister

Bücher und Adressen, die weiterhelfen

Bücher

Caprio, Frank Samuel / Joseph R. Berger: *Selbsthilfe mit Selbsthypnose;* Peter Erd Verlag 1984

Eberlein, Gisela: *Gesund durch Autogenes Training;* Econ 2001

Enkelmann, Nikolaus B.: *Praxis der Autosuggestion;* Mvg-Verlag 1996

Franzen, Susanne / Jörg Müller: *Hypnose – Heilen in Trance;* Wilhelm Heyne Verlag 1998

Gerl, Wilhelm: *Moderne Hypnose, Hilfe durch das Unbewusste;* Trias 1998

Hennig, Marita: *Autogenes Training,* Buch und CD; Midena Verlag 2000

Krapf, Günther: *Autogenes Training aus der Praxis;* Springer Verlag 1994

Langen, Dietrich: *Die gestufte Aktivhypnose;* Georg Thieme Verlag 1996

Ders.: *Autogenes Training;* Gräfe und Unzer Verlag 1999

Lindemann, Hannes: *Autogenes Training;* Mosaik Verlag 1996

Müller, Dagmar: *Autosuggestion kurz und praktisch;* Hermann Bauer Verlag 1996

Revenstorf, Dirk: *Klinische Hypnose;* Springer Verlag 1993

Schultz, J. H.: *Das Autogene Training;* Thieme Verlag 1991

Adressen

Milton Erickson Gesellschaft für Hypnose und Psychotherapie
Konradstr. 16
D-80801 München

Dr. W. Bongartz
Psychologisches Institut der Universität Konstanz
D-78457 Konstanz

Zentrum für Selbsthilfe und Therapie
Christophstr. 8
D-70178 Stuttgart

Wichtiger Hinweis

Die Inhalte des vorliegenden Ratgebers wurden sorgfältig recherchiert und haben sich in der Praxis bewährt. Alle Leserinnen und Leser sind jedoch aufgefordert, selbst zu entscheiden, ob und inwieweit sie Übungsanleitungen und Anregungen aus diesem Buch umsetzen wollen. Autorin und Verlag übernehmen keine Haftung für die Resultate.

Nach Möglichkeit sollte der »Eingriff des Autogenen Trainings«, wie ihn Professor J. H. Schultz bezeichnete, unter ärztlicher Ersteinführung und Anleitung während des Übens erfolgen, um eventuelle Verkrampfungen oder Fehleinstellungen zu vermeiden. Da es eine wissenschaftlich untersuchte und anerkannte Methode ist, bieten viele Ärzte Einführungskurse in das Autogene Training an.

LESEN UND HÖREN

Entspannen und auftanken mit Buch und CD

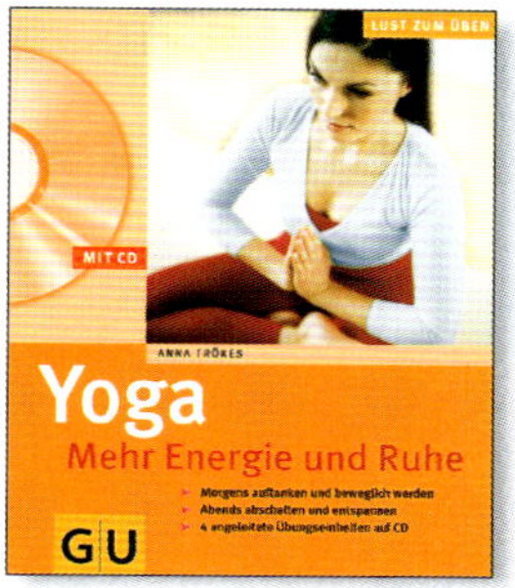

ISBN 3-7742-4787-0
80 Seiten | € 14,90 [D]

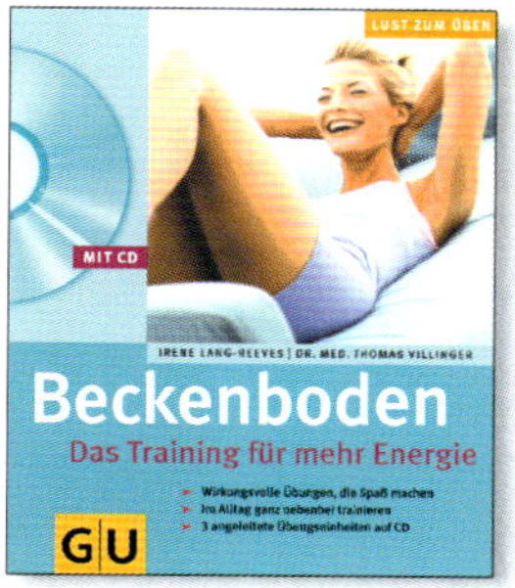

ISBN 3-7742-4786-2
80 Seiten | € 14,90 [D]

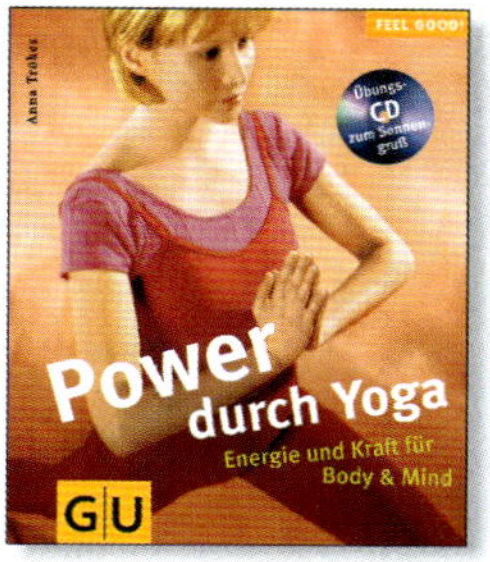

ISBN 3-7742-4807-9
48 Seiten | € 8,90 [D]

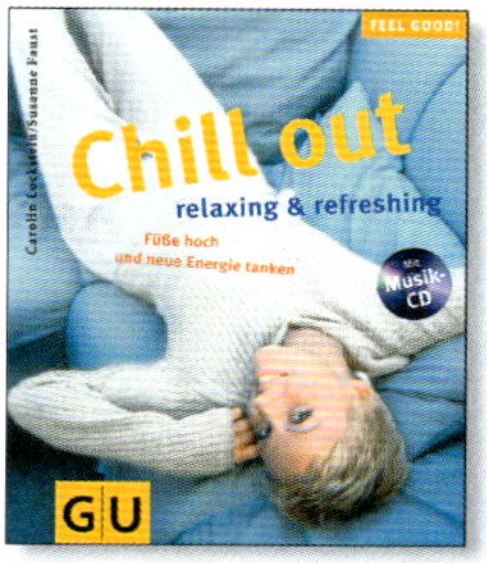

ISBN 3-7742-3335-7
48 Seiten | € 8,90 [D]

Mit der Kombination aus Buch und Audio-CD fällt das Lernen von Übungsmethoden leicht und macht mehr Spaß. Lassen Sie sich von einer motivierenden Stimme leiten oder genießen Sie einfach nur die extra komponierte entspannende Musik!

GU

Gutgemacht. Gutgelaunt.

Impressum

Redaktion: Ilona Daiker
Lektorat: Anja Schmidt
Satz und Gestaltung: Felicitas Holdau
Layout und Umschlaggestaltung: Claudia Fillmann, Independent Medien-Design, München
Herstellung: Markus Plötz
Lithos: W & Co., München
Druck und Bindung: Print Consult, München

ISBN 3-7742-5571-7

Auflage	5.	4.	3.	2.	1.
Jahr	06	05	04	03	2002

GRÄFE UND UNZER

Ein Unternehmen der
GANSKE VERLAGSGRUPPE

Bildnachweis

Agentur Jump: S. 20, 35 (Kristiane Vey); Claudia Fillmann: S. 65, 67, 69; GU: Cover vorn u. hinten Mitte, S. 2, 16, 20, 21 (Michael Leis); IFA-Bilderteam: S. 29, 45, 47, 49, 51, 61, 62, 75; Image Bank: S. 23 (Nicolas Russel); Jahreszeitenverlag: S. 20 (Christian Dahl); R. Kirsch: Cover hinten links, S. 3, 42, 57; Mauritius: S. 2, 5, 6, 55, 59 (Nägele); Photonica: S. 53; Picture Press: S. 33 (Wartenberg); Premium: S. 10, 13; Stock Market: S. 71 (Charles Krebs); ZEFA: Cover hinten rechts (Heuvel), S. 73 (Bill Frymire)

CD

Musik komponiert und produziert von Thomas Schwaiger
Thomas Schwaiger: Programming, Synthesizers, Piano
Charly Hörnemann: Gitarren
Wolfgang Neumann: Gitarre
Frank Loef: Flöten
Loops courtesy of Spectrasonics Liquid Grooves
Sprecherin: Delia Grasberger
Aufgenommen, gemischt und gemastert von Dieter Kurz im Tonwerk Greifenberg

DAS ORIGINAL · GU · MIT GARANTIE

Das Original mit Garantie

IHRE MEINUNG IST UNS WICHTIG. Deshalb möchten wir Ihre Kritik, gerne aber auch Ihr Lob erfahren, um als führender Ratgeberverlag für Sie noch besser zu werden. Darum: Schreiben Sie uns! Wir freuen uns auf Ihre Post und wünschen Ihnen viel Spaß mit Ihrem GU-Ratgeber.

UNSERE GARANTIE: Sollte ein GU-Ratgeber einmal einen Fehler enthalten, schicken Sie uns bitte das Buch mit einem kleinen Hinweis und der Quittung innerhalb von sechs Monaten nach dem Kauf zurück. Wir tauschen Ihnen den GU-Ratgeber gegen einen anderen zum gleichen oder ähnlichen Thema um.

Ihr Gräfe und Unzer Verlag
Redaktion Gesundheit
Postfach 86 03 25
81630 München
Fax: 089/41981-113
e-mail: leserservice@graefe-und-unzer.de